邓世发养生临证经验集

张世俊 主编

四川科学技术出版社

图书在版编目（CIP）数据

邓世发养生临证经验集 / 张世俊主编. -- 成都：四川科学技术出版社，2024. 11. -- ISBN 978-7-5727-1598-3

Ⅰ. R212

中国国家版本馆CIP数据核字第2024G7P164号

邓世发养生临证经验集
DENGSHIFA YANGSHENG LINZHENG JINGYANJI

主　　编　张世俊

出 品 人　程佳月
组　　稿　戴　玲
责任编辑　吴　文
助理编辑　任一琳
责任出版　欧晓春
出版发行　四川科学技术出版社
　　　　　成都市锦江区三色路238号　邮政编码：610023
　　　　　官方微博：http：//weibo.com/sckjcbs
　　　　　官方微信公众号：sckjcbs
　　　　　传真：028-86361756
成品尺寸　140 mm×203 mm
印　　张　8.375
字　　数　170千
印　　刷　四川川林印刷有限公司
版　　次　2024年11月第1版
印　　次　2024年12月第1次印刷
定　　价　48.00元

ISBN 978-7-5727-1598-3

邮　　购：成都市锦江区三色路238号新华之星A座25楼　邮政编码：610023
电　　话：028-86361770

编委会

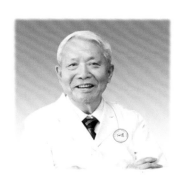

邓世发简介

邓世发老中医（以下简称"邓老"）于1959年以优异成绩考入成都中医学院（现成都中医药大学），得著名老中医李斯炽院长，《伤寒论》专家邓绍先教务长，著名《黄帝内经》专家吴棹仙，针灸专家余仲权教授，药学专家凌一揆教授、雷载权教授等一代名师的言传身教，于1965年8月以毕业实习全优成绩毕业于成都中医学院医疗系六年制本科。邓老先后任自贡市郊区人民医院医师；垫江县中医药研究所副所长、医师；垫江县人民医院副院长、医师；四川省中医药研究院针灸经络研究所针灸推拿研究室主任、副主任医师、主任中医师、针灸学术技术带头人。四川省第二中医医院成立"全国名老中医药专家传承工作室"，邓老任全国名老中医药专家学术经验传承带徒老师。曾荣获"首届四川省名中医""四川省劳动模范""四川省卫生先进工作者""针灸学术技术带头人"等称号。

工作期间，邓老受委派到马来西亚、泰国、瑞士等多国进行援外工作，为美国、德国、法国、瑞士、奥地利、丹麦、荷兰、挪威、芬兰及东南亚等20多个国家和地区培养医学留学生200余人次，被誉为"一代杰出师表，桃李遍天下"的导师。邓老相继担任四川省中医药科学院专家委员会委员、国际培训主讲教师、名老中医评审委员会委员、联邦德国汉堡赤心·杜中医研究所等多国高等学府及科研机构客座教授、四川省国际文化交流中心理事会理事、四川省针灸学会理事、《四川中医》编委、针灸专业委员会委员、《发现》杂志社副理事长、亚太经济发展研究中心研究员、"香港大型国际系列书刊"特约顾问编委、四川省卫生厅离退休高级专家顾问团成员。退休前是历届成都中医药大学针灸专业硕士、博士论文答辩委员会委员、主任委员。

邓老从事中医内、外、妇、儿及软组织损伤的临床、科研工作，善用自创的"多功能袖珍自然按摩器""秘传灸用药线"和针灸推拿、金针及药物等医疗手段治疗诸多疾病所致之"痛症"与中风后遗症。在已治的"痛症"患者中，治愈率达75%，有效率为95%。尤其对非正常肥胖人士的减肥、调整人体免疫功能有较深的研究，其影响遍及世界各地。1991年4月，日本《东京新闻》《中日新闻》社长加藤巳一郎在北京采访江泽民总书记后，到成都采访时罹患重病，痛苦异常，经邓老治疗后病情得到了缓解。他在回国的答谢会上反复赞誉邓老治病疗效的神奇，陪同加藤社长来川的《东京新闻》《中日新闻》驻北京记者站站长迫田胜敏对其疗效亦赞不绝口。1992年5月，中国著名相声大师马季在马来西亚进行访问时摔倒，一时间多种疾病齐发，不能动弹，经邓老治疗后很快好转，马季为之书写"妙手""畅神"等条幅作为纪念。同年，联合国原官员B.B.MArtens患中风，病情危笃，经多方治疗依然疗效不显，后经邓老治疗后好转，马来西亚各界人士为之惊叹。

邓老从医60余年，著有医学专著9部，主编医学著作6部，在有影响力的医学杂志上发表医学文章百余篇，其中部分研究成果被译成英文、德文刊出，并获国际优秀论文一、二等奖及四川省科学技术委员会优秀论文一、二、三等奖。成功帮助数以万计危重病人转危为安，提高了他们的生活质量，延长了寿命。邓老两次被授予"优秀共产党员""先进党务工作者"称号，被评为"优秀退休老专家"。其传略已辑入包括《当代世界传统医学杰出人物》在内的52部辞书、教科书。

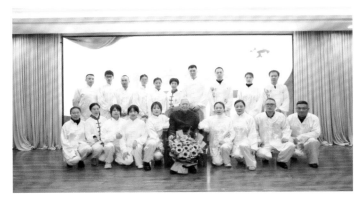

2023年邓老收徒拜师仪式

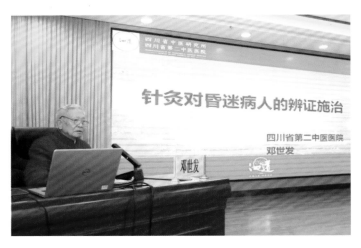

邓老讲课

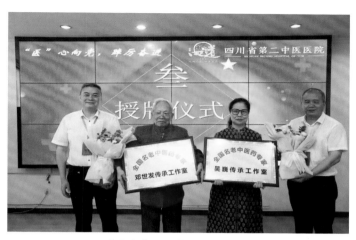

"邓世发传承工作室"授牌仪式

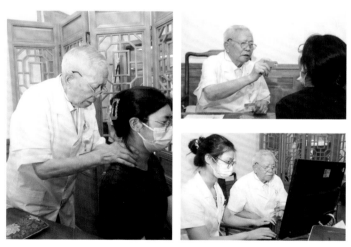

邓老给患者看诊

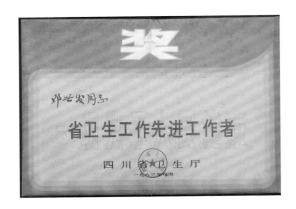

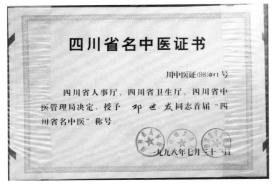

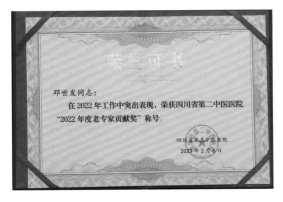

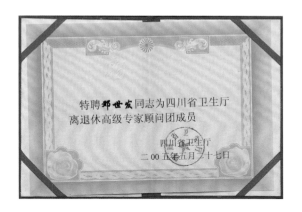

特聘**邓世发**同志为四川省卫生厅
离退休高级专家顾问团成员

四川省卫生厅
二〇〇五年五月二十七日

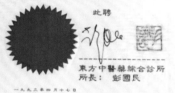

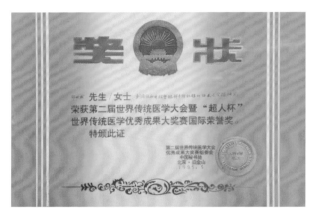

邓老所获部分荣誉

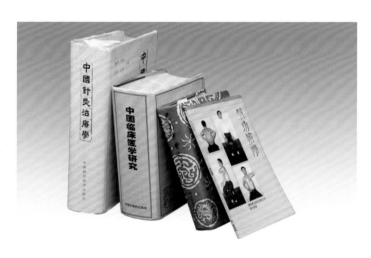

邓老部分著作

自　序

光阴荏苒，时光如梭。

儿时，家境穷困，饥寒交迫，幸免于夭折；年少，混沌初开，苦读勤耕；弱冠之年，步入成都中医学院，曾得李斯炽、吴棹仙等众多中医名家传道授业；近而立，响应国家号召分配回垫江，用六年所学为桑梓父老乡亲诊病疗疾，凡十余载；年逾不惑，奉调四川省中医药研究院针灸经络研究所工作直至退休。以针灸、中药为广大患者治病外，更获得了与国内外学者切磋中医技艺之机会。

如今已步入耄耋之年的我，从事中医临床工作已逾甲子之数。恰逢国家大力扶持发展中医药事业之盛世，承蒙多方抬爱，在全国名中医药专家邓世发传承工作室人员及多位传承弟子的组织、参与下，整编出版此小册，旨在介绍、分享我多年养生、临证点滴所得，若对阅者有所裨益，则倍感欣慰。

邓世发于农历甲辰龙年仲夏

四川省成都市温江区保利西子城著

目 录

上篇　养生经验

下篇　病症各论

上篇　养生经验

　　邓老今年已八十有六，除腿脚欠利、双耳欠聪外，身体尚无大碍，能悬壶四方，济人厄难。邓老常言："生长壮老已，自然规律，牢不可破；养生惜命，贵在坚持；遵经践行，方可有得。"

一、生长壮老有定数

　　《黄帝内经·上古天真论》曰："女子七岁，肾气盛，齿更发长。二七，而天癸至，任脉通，太冲脉盛，月事以时下，故有子。三七，肾气平均，故真牙生而长极。四七，筋骨坚，发长极，身体盛壮。五七，阳明脉衰，面始焦，发始堕。六七，三阳脉衰于上，面皆焦，发始白。七七，任脉虚，太冲脉衰少，天癸竭，地道不通，故形坏而无子也。丈夫八岁，肾气实，发长齿更。二八，肾气盛，天癸至，精气溢（泻），阴阳和，故能有子。三八，肾气平均，筋骨劲强，故真牙生而长极。四八，筋骨隆盛，肌肉满壮。五八，肾气衰，发堕齿槁。六八，阳气衰竭于上，面焦，发鬓颁白。七八，肝气衰，筋不能动。八八，天癸竭，精少，形体皆极，则齿发去。肾者主水，受五脏六腑之精而藏之，故五脏盛，乃能泻。今五脏皆衰，筋骨解堕，天癸尽矣，故发鬓白，身体重，行步不正，而无子耳。"

从上段叙述可见，古人把女性七岁作为一个生长周期，男性八岁作为一个生长周期，认为肾气、天癸、任脉、太冲脉、阳明脉、肝气等的盈亏通调自然变化，决定了人体生长壮老，揭示了人体生长壮老的一般规律。

《荀子·礼论》曰："生，人之始也；死，人之终也。终始俱善，人道毕也。"这告诉了每一个人，从母腹中呱呱坠地的那一刻，就已面临着告别这喧嚣尘世而曲终人尽的那一时。

《庄子·至乐》曰："生亦何欢，死亦何哀？其始而本无生，非徒无生也，而本无形，非徒无形也。"这告诉我们世间万物只有变化而无生灭。

养生，就是要在了解生命规律基础上，正确面对生死，形成"终始俱善"的生命态度。

二、健康长寿有圭臬

《黄帝内经·上古天真论》指出："上古之人，其知道者，法于阴阳，和于术数，食饮有节，起居有常，不妄作劳，故能形与神俱，而尽终其天年，度百岁乃去。今时之人不然也，以酒为浆，以妄为常，醉以入房，以欲竭其精，以耗散其真，不知持满，不时御神，务快其心，逆于生乐，起居无节，故半百而衰也。""夫上古圣人之教下也，皆谓之虚邪贼风，避之有时，恬淡虚无，真气从之，精神内守，病安从来。是以志闲而少欲，心安而不惧，形劳而不倦，气从以顺，各从其欲，皆得所愿。故美其食，任其服，乐其俗，高下不相慕，其民故曰朴。是以嗜欲不能劳其目，淫邪不能惑其心，愚智贤不肖，不惧于物，故合于道。所以能年皆度百岁，而动作不衰者，以其德全不危也。"

1.法于阴阳，和于术数

"法于阴阳，和于术数"指顺应自然规律，参合适宜的技术方法。"法"，意为效仿、遵循；"和"，跟大自然和，跟社会和，跟别人和，跟自己身体、心理和，跟自己的形体与精神和；"术数"代表方法，如导引、按跷、吐纳、咽津等。

（1）导引：亦作"道引"。导气令和、引体令柔的意思。指呼吸俯仰，屈伸手足，使血气流通，促进健康。常与呼吸、存思、咽津、自我按摩等相配合进行。俗称医疗保健体操，又有俗称肢体导引为外导引、内气运行为内导引者。

导引法是中国古代医学主要防病治疗方法之一，具有调营卫、消水谷、除风邪、益血气、疗百病以达到延年益寿的功效，通过充分发挥、调动内在因素而积极地防病治病。

《黄帝内经·素问·异法方宜论》曰："中央者*，其地平以湿……故其病多痿厥寒热，其治宜导引按跷。"

《吕氏春秋·古乐》谓："昔陶唐氏之始，阴多滞伏而湛积，水道壅塞，不行其原，民气郁阏而滞著，筋骨瑟缩不达，故为舞以宣导之。"

《服气精义论·导引论》云："夫肢体关节，本资于动用，经脉荣卫实理于宣通。今既闲居，乃无运役事，须导引以致和畅，户枢不蠹，其义信然。"

《庄子·刻意》指出："吹呴呼吸，吐故纳新，熊经鸟申，为寿而已矣，此道引之士，养形之人，彭祖寿考者之所好也。"

三国时期的华佗把导引术式归纳总结为5种方法，名为五禽戏，即虎戏、鹿戏、熊戏、猿戏、鸟戏。

《魏书·释老志》称，太上老君授寇谦之"服气导引口诀之法，遂得辟谷，气盛体轻，颜色殊丽。弟子十余人，皆得其术"。

《续文献通考》谓楼观道士马俭"从孙彻学道，授

_____
*指中原地区——引者注

五符真文、断谷服水、行气导引，遂役使万灵，制御群邪"。

唐代著名茅山道士司马承祯是研究导引行气术之大家，《旧唐书·隐逸传》称其"事潘师正，传其符篆及辟谷、导引、服饵之术"。所著《服气精义论》主论行气，又辟专节《导引论》以述导引。

《太清导引养生经》收载有"赤松子导引法""宁封子导引法""虾蟆行气法"（为行气与导引相结合）"彭祖卧引法""王子乔导引法""道林导引要旨"等多种导引法，皆详载具体作法，或十势、数十势不等。

宋代，导引和行气等术一起，一直为道教各派所共习，出现了八段锦、十二段锦、十六段锦及太极拳等。

《云笈七签》卷三十六又收"玄鉴导引法"，除载十三势的作法外，又指明某势治某病。

《保生要录》分"养神气""调肢体"等六门，调肢体门提出"小劳术"导引法，简便易行，为后世所推崇。

《灵剑子》有《导引势第八》，载导引十六势，写明每势补益某脏腑，于何季节施行。

陶弘景《养性延命录·导引按摩篇》除记录几种按摩术外，对"狼踞鸱顾""五禽戏"等几种导引术势作了具体记载，并绘制《导引养生图》一卷（已佚）。

以上诸书所述导引内容，千姿百态，式样繁多，为我国养生方法的一大宝库。

中华人民共和国成立后，医疗界在这方面进行过大量的整理工作，创制出很多的导引术势，向社会推广。实践证明，它们对提高人民的体质，促进身体健康，有不可忽视的作用。

（2）按跷：按跷，即按摩，是用手法作用于人体体表的特定部位以调节机体生理、病理状况，达到理疗目的的方法。从性质上来说，它是一种物理的治疗方法，是中医的六大医术（砭、针、灸、药、按跷、导引）之一。

《史记·扁鹊仓公列传》："上古之时，医有俞跗，治病不以汤药……而以桥引、案杌、毒熨等法。"其中"桥引""案杌"都是指的按摩。

春秋战国及其以前时期，《庄子》《老子》《荀子》《墨子》等著作也提到了锻炼及自我按摩的方法。《周礼疏》中记载的扁鹊治愈虢太子尸厥的医案，不仅说明了这种综合性治疗方法产生的奇特效果，而且突出了按摩在临床应用中的重要作用。

《素问·血气形志篇》谓："形数惊恐，经络不通，病生于不仁，治之以按摩、醪酒。"

名医华佗曰："伤寒得始，一日在皮肤，膏摩火灸之即愈。"魏、晋、隋、唐时期,设有按摩科,又相应建立了按摩医政,此时有按摩专著问世,如《按摩导引经十卷》。

《诸病源候论》每卷之末均有导引按摩之法。

《千金要方》云:"小儿虽无病,早起常以膏摩囟上及足心,甚逼风寒"。

《唐六典》指出:"按摩可除八疾,风、寒、暑、湿、饥、饱、劳、逸。"

宋、金、元时期,按摩疗法得到了进一步的发展,而且还将按摩用于妇科催产。宋代庞安时"为人治病,率十愈八九。有民间孕妇将产,七日而子不下,百术无所效,令其家人以汤温其腰腹,自为上下抚摩,孕者觉肠胃微痛,呻吟间生一男子"。

明代,太医院将按摩列为医政十三科之一,有小儿推拿方面的专著面世,如《小儿按摩经》《小儿推拿方脉活婴秘旨全书》《小儿推拿秘诀》等。

清代,出现了大量的小儿推拿专著,如熊应雄的《小儿推拿广意》、骆如龙的《幼科推拿秘书》、钱襟村的《小儿科推拿直录》、张筱衫的《厘正按摩要术》、夏云集的《保赤推拿法》等。这一时期对伤科病也进行了系统的总结,在《医宗金鉴》中把"摸、接、端、提、按、摩、推、拿"列为伤科八法。

中华人民共和国成立后，出版了《按摩疗法》《中医推拿讲义》《中医按摩学简编》《中医按摩脏腑图点穴法》《新推拿十八法详解》等按摩专著。

按摩根据其作用主要分为治疗类按摩、保健类按摩和运动类按摩三大类。

治疗类按摩主要是治疗一些肌肉神经的损伤，配合火罐、刮痧、艾灸等传统中医疗法，达到康复和好转的目的。除治疗外科病（即伤科按摩）外，还可治疗内科疾病，对于慢性疾病、功能性疾病、发育性疾病疗效甚好。

保健类按摩是指医者运用按摩手法，在人体的适当部位进行操作所产生的刺激信息通过反射方式对人体的神经体液调整功能施以影响，从而达到消除疲劳、调节体内信息、增强体质、健美防衰、延年益寿的目的。

保健类按摩施术手法很多，如常用的表面按摩法、揉捏池颈法、棉布摩擦法、背腰部按法、拍打法、四肢抽抖法等。它动作轻柔，运用灵活，便于操作，适用范围甚广，不论男女老幼、体质强弱、有无病症，均可采用不同的施术手法，进行保健按摩。

运动类按摩将体育与医疗卫生相结合，以调整和维护运动员良好的竞技状态，增进和发展运动员潜在体能，达到提高运动成绩的目的。国内外的一些实践表明，它为创造优异的运动成绩所起的意义已越来越显得重要了。

随着市场经济的发展和人们物质生活水平的逐步提高及人们的健康需要，各种保健按摩服务行业应运而生。如保健按摩、小儿保健按摩、美容按摩、减肥按摩，还有旅游按摩、情景按摩、宠物按摩等。现代保健按摩通过借助按摩器械，可广泛应用于家庭生活中。

按摩的优势在于，不仅操作简便、经济实用，可以替代某些药物治疗的作用，而且对身体几乎无损害。

按摩治疗的范围很广，在伤科、内科、妇科、儿科、五官科以及保健美容方面都可以应用，尤其是对于慢性病、功能性疾病疗效较好。

按摩的主要手法大致分为7类。

＊ 摆动类手法：一指禅推法、各种振法、各种揉法、各种抖动法等。

＊ 摩擦类手法：推法、运法、擦法、刮法、搓法、摸法、梳法等。

＊ 挤压类手法：按、点、压、掐、捏、抓、弹法等。

＊ 叩击类手法：各种拍法、击法、点穴法等。

＊ 运动关节类手法：各种摇法、板法、伸屈法、端法、顶法等。

＊ 复合类手法：推摩法、按揉法、振颤法、点按

法、牵抖法、旋转法、摇按法等。

* 特定手法：胸外心脏按压法、背法、踩跷法等。

基本手法 19 种：

* 推法

用手或掌等部分着力于被按摩的部位上，进行单方向的直线推动为推法。轻推法具有镇静止痛、缓和不适感等作用，用于按摩开始和结束时，以及插用其他手法之间。重推法具有疏通经络、理筋整复、活血散瘀、缓解痉挛、加速静脉血和淋巴液回流等作用，可用于按摩的不同阶段。

* 擦法

用手的不同部位着力，紧贴在皮肤上，作来回直线的摩动为擦法。擦法具有温经通络、行气活血、镇静止痛、提高皮肤温度、增强关节韧带的柔韧性等作用。轻擦法多用于按摩开始和结束时，以减轻疼痛或不适感。重擦法多插用于其他手法之间。

* 揉法

用手的不同部位，着力于一定的部位上，作圆形或螺旋形的揉动，以带动该处的皮下组织随手指或掌的揉动而滑动的手法为揉法。揉法具有加速血液循环、改善局部组织新陈代谢、活血散瘀、缓解痉挛、软化瘢痕、缓和刺激和减轻疼痛的作用。全掌或掌根揉法，多用于腰背部和肌肉肥厚部位。拇指揉法多用于关节、肌腱部。拇指、中指指端揉是穴位按摩常用的手法。

＊ 揉捏法

拇指外展，其余四指并拢，手成钳形，将全掌及各指紧贴于皮肤上，作环形旋转的揉捏动作，边揉边捏边螺旋形地向心方向推进的手法为揉捏法。揉捏法具有促进局部组织的血液循环和新陈代谢，增加肌力和防治肌肉萎缩，缓解肌肉痉挛，消除肌肉疲劳和活血散瘀止痛等作用。多用于四肢、臀部等肌肉肥厚处，常与揉法交替使用。

＊ 搓法

用双手夹住被按摩的部位，相对用力，方向相反，作来回快速地搓动的手法为搓法。搓法具有疏经通络，调和气血，松弛组织，缓解痉挛，加速消除疲劳，提高肌肉工作能力等作用。适用于腰背、胁肋及四肢部，以上肢部和肩、膝关节处最为常用，常在每次按摩的后阶段使用。

＊ 按法

用指、掌、肘或肢体的其他部分着力，由轻到重地逐渐用力按压在被按摩的部位或穴位上，停留一段时间（约30秒钟），再由重到轻地缓缓放松的手法为按法。按法具有舒筋活络、放松肌肉、消除疲劳、活血止痛、整形复位等作用。拇指按法适用于经络穴位，临床上常与拇指揉法相结合，组成"按揉"复合手法，以提高按摩效果及缓解用力按压后的不适感。掌按法多用于腰背部、肩部及四肢肌肉僵硬或发紧，也用于关节处，如腕关节、踝关节等。用指端、肘尖、足跟等点按穴位，是穴位按摩常用的手法。

❋ 摩法

用食指、中指、环指指面或手掌面着力，附着于被按摩的部位上，以腕部连同前臂，作缓和而有节奏的环形抚摩活动的手法为摩法。摩法具有和中理气，消积导滞，调节肠胃蠕动，活血散瘀和镇静、解痉、止痛等作用。刺激轻柔缓和舒适，常用于按摩的开始，以减轻疼痛或不适。常配合揉法、推法、按法等手法，治疗脘腹胀痛、消化不良、痛经等病症。

❋ 拍击法

用手掌或手的尺侧面等拍击体表的手法为拍击法，常用的有拍打法、叩击法和切击法3种手法。拍击法均具有促进血液循环、舒展肌筋、消除疲劳和调节神经肌肉兴奋性等作用，多用于肩背、腰臀及四肢等肌肉肥厚处。缓缓地拍打和叩击，常用于运动后加速消除疲劳；用力较大、频率较快、持续时间短的切击，常用于运动前提高神经肌肉兴奋性。单指或多指的叩击是穴位按摩常用的手法。

＊抖法

抖法分肢体抖动法和肌肉抖动法两种。肢体抖动法，是用双手或单手握住肢体远端，微用力作连续小幅度的上下快速抖动。肌肉抖动法，指用手轻轻抓住肌肉，进行短时间的左右快速抖动。抖法具有舒筋通络、放松肌肉、滑润关节的作用。多用于肌肉肥厚的部位和四肢关节，常用于消除运动后肌肉疲劳，是一种按摩结束阶段的手法。

＊运拉法

用一手握住被按摩者关节远端肢体，另一手握住关节近端肢体，在关节的生理活动范围内作被动性运动的手法为运拉法。运拉法具有滑润关节、舒筋活血、防止或松解关节粘连、改善关节运动功能和纠正小关节处的微细解剖位置改变等作用，适用于四肢关节及颈腰部。常在按摩的最后阶段使用，能增加关节的活动幅度和缓解关节屈伸不力及疲劳性酸痛。

＊拿法

用单手或双手的拇指与食、中两指，或拇指与其他四指指面着力，作相对用力，在一定的穴位或部位上进行有节律的提拿揉捏为拿法。拿法具有疏通经络、解表发汗、镇静止痛、开窍提神、缓解痉挛等作用，主要用于颈项、肩背及四肢部。临床上常拿风池等穴位及颈项两侧部位，治疗外感头痛，也用于运动过程中振奋精神，是穴位按摩的常用手法。

＊ 滚法

用手背近小指侧部分或小指、无名指、中指的掌指关节突起部分着力，附着于一定部位上，通过腕关节伸屈和前臂旋转的复合运动，持续不断地作用于被按摩的部位上，此为滚法。滚法具有活血散瘀、消肿止痛、缓解肌肉痉挛、增强肌肉的活动能力和韧带的柔韧性、促进血液循环及消除肌肉疲劳等作用。本法压力较大，接触面积较广，适用于肩背部、腰骶部及四肢部等肌肉较肥厚的部位，常用于治疗运动损伤及消除肌肉疲劳。

＊ 刮法

拇指屈曲，用指甲（也可用硬币、匙等代替）在病变部位作单方向的匀速刮动的手法为刮法。刮法可松解粘连，消散瘀结，改善病变部位的营养代谢和促进受伤组织的修复，常用于治疗髌骨肌腱末端病。

＊ 掐法

用拇指指端或指甲缘着力，选取一定的部位或穴位，用持续或间断的力垂直向下按压的手法为掐法。掐法具有消肿、防止粘连及开窍醒脑、提神解痉、行气通络的作用，适用于消除局部肿胀。常用于急救，是穴位按摩常用的手法。

＊ 弹筋法（提弹法）

用拇指与食、中两指或拇指与其他四指指腹将肌肉或肌腱速提速放的手法为弹筋法。弹筋法可舒筋活络，畅通气血，解痉止痛，对局部神经有强刺激作用，一般用于治疗肌肉酸痛和肌肉痉挛等。

＊ 拨法（分筋、拨筋）

用双手的拇指指端陷压于一定部位上，适当用力作与韧带或肌纤维垂直方向来回拨动的手法为拨法。拨法具有分离粘连、消肿散结、解痉止痛等作用，常用于治疗肌肉肌腱和韧带的慢性损伤。拨与揉结合，即拨揉是穴位按摩常用的手法。

＊ 理筋法（顺筋法）

用拇指指腹压迫伤部，顺着肌纤维、韧带或神经行走的方向缓慢移动，以顺理其筋的手法为理筋法。理筋法具有调和气血、顺筋归位的作用，多用于治疗急性闭合性软组织损伤。

＊ 捏法

用拇、食两指或拇、食、中三指提捏某一部位称为捏法。捏法用力较轻，适用于浅表的肌肤组织。捏法应用于脊部称为"捏脊"。较常用于幼儿，可治疗消化不良。

＊ 扳法

用双手向同一方向或相反方向用力，使关节伸展或旋转称为扳法。扳法在临床上常用于治疗四肢关节功能障碍及脊椎关节小关节错缝等症。常有颈椎扳法、腰椎扳法、肩关节扳法（内收、上举）。

（3）吐纳：吐纳法，是气功中练气的技法。吐纳即呼吸，指通过呼出浊气吸进清气，或伴随发音来调整身体各部机能的气功锻炼方法。

《庄子·刻意》载："吹呴呼吸，吐故纳新，熊经鸟申，为寿而已矣，此道引之士，养形之人，彭祖寿考者之所好也。"

《抱朴子》谓："服药虽为长生之本，若能兼行气者，其益甚速。若不能得药，但行气而尽理者，亦得数百岁。"

《摄生纂录·调气》曰："人在气中，气聚即生，气亡则死。"

《太平经》载："人欲寿者，乃当爱气、尊神、重精。""故上士修道，先当食气。"

道家认为，人在受生之初，胞胎之内，以脐带随生母呼吸受气。胎儿之气通生母之气，生母之气通太空之气，太空之气通太和之气。那时并无口鼻呼吸，任督二脉息息相通，无有隔阂，谓之"胎息"。及至十月胎圆，裂胞而出，剪断脐带，其窍闭矣。其呼吸即上段于口鼻，下段于尾闾，变成常人呼吸。常人呼吸随咽喉而下，至肺部退回，即庄子所云"众人之息以候"是也。其气粗而浮，呼长而吸短。从此太空太和之气不能下行于腹，而腹内所蓄之先天祖气，谓之先天元气，"动而愈出"（老子语），反失于太空。久而久之，先天气丧失过多，肾部脉虚，根源不固，百病皆生，而走向死亡。

盖人生禀天地之数有限，要知保气即保生也。故常人欲求长生之术，亦应求延年之法。道家修炼，就是要返本还源，回到婴儿先天状态，以增益寿算。吐纳之法，使呼吸归根，保住先天之气，气足则百病可治，固住生命之本，始可再言上层修炼，《丹经》谓"欲点长明灯，须用添油法"是也。

呼吸包括外呼吸和内呼吸。外呼吸是指在肺内进行的外界空气与血液的气体交换，也称肺呼吸；内呼吸，是血液与组织细胞的气体交换，也称组织呼吸。气功的呼吸，主要调整肺呼吸，使之达到"吐唯细细，纳唯绵绵"的均匀、细缓、深长的程度，有导引气血、健身养生、生津防燥作用。

现代研究认为，通过一吐一纳的深呼吸，加强了氧气的供应，排出了大量的二氧化碳，能促进血液和淋巴液畅通，改善血液循环，促进肌肉新陈代谢，益于多种慢性病康复；加强了氧气的供应，也排出了大量的二氧化碳，达到不药而愈的效果。

吐纳法分为鼻入鼻出、鼻入口出、口入口出、口入鼻出等多种。深呼吸运动可以站着或坐着时有意识地做，也可以在做其他运动时配合着一起做。

吐纳练法。准备：取行、立、坐、卧位，舌顶上颚，凝神听息，双目微闭，含光内视，眼光观鼻，鼻下观心，心观丹田。开始：吸气入丹田，收腹呼气，经肺脏、气管、喉头呼出。切忌形成憋气，即呼吸及调息的时间过长，可能会伤害呼吸器官及神经系统。

如是，行气既久，成为自然，心入气中，气包神外，混沌交合，橐龠不散。津液愈生愈旺，香甜满口，丹田温暖，周身融融，呼吸开合，周身毛窍皆与之相应。静到极处，但觉气如根根银丝，透入毛孔，空洞畅快，妙不可言。

鼻无出入之气，脐有嘘吸之能，好似婴儿在胞胎之中，是为胎息。《老子》曰："专气致柔，能如婴儿乎？"

吐唯细细，纳唯绵绵，若存若亡，似有似无，方为真息。此时逐渐将有为之法，归于无为，先存后忘，知而不守。《性命圭旨》云："空洞无涯是云窍，知而不守是功夫。"

积久纯熟，有心化为无心，有意化为无意，则可使心神得到极大休歇，达至无念无欲之境，心神清定方可致无梦，《庄子》谓："古之真人，其寝不梦，其觉无忧。"

《太上老君内观经》云："信道易，行道难；行道易，得道难；得道易，守道难。守道不失，乃长也。"

（4）咽津，称"赤龙搅海""胎食"，是古代的一种强身健体方法。

《逍遥子导引诀》曰："以舌搅牙龈之上下（一般36下为佳），每作三次乃止。""津液满口，分三口咽下。"

《素问·经脉别论》指出："饮入于胃，游溢精气，上输于脾，脾气散精，上归于肺，通调水道，下输膀胱，水精四布，五经并行。"

《仙术秘库》曰："津液者吾身之精气，聚而成液，辅助五脏之机能，滋润六腑之作用者也。人无津液则五脏停其机能，六腑失其作用，气绝精尽而至于死，犹如水无源则流涸，灯无油则火灭也。"

《本草纲目》谓："人有病，则心肾不交，肾水不上，故津液干而真气耗也""津液乃人之精气所化。"

《修龄要旨》载："颜色憔悴，所由心思过度，劳碌不谨。每晨静坐闭目，凝神存养，神气冲瞻，自内达外。以两手搓热，拂面七次，仍以漱津涂面，搓拂数次。行之半月则皮肤光润，容颜悦泽，大过寻常矣。"

以上典籍，就叩齿咽津方法及津液来源、作用、效用作了介绍。

叩齿咽津之津，即唾液、口水。现代医学认为，唾液由三对大唾液腺（下颌腺、腮腺和舌下腺）分泌的液体和口腔壁上许多小黏液腺分泌的黏液在口腔里混合而成。人的唾液中99%是水，有机物主要是唾液淀粉酶、糖胺聚糖、黏蛋白及溶菌酶等，无机物有钠、钾、钙、氯和硫氰离子以及多种生物活性物质（如表皮细胞生长因子、神经细胞生长因子）等。

唾液（口水）对人体的作用：抗凝止血、润滑清洁口腔、稀释毒素、抗菌消炎、促进创伤愈合、增进消化、抗衰老等。但唾液也是病菌的聚散地，可传播致病性微生物而致病。

叩齿咽津练习：

＊ 预备式　姿势采用静坐、静卧、静站均可。宁心静气，调匀呼吸，鼻吸口呼，轻吐三口气。

＊ 叩齿　口唇轻闭，首先，上下门牙齿叩击9次；然后，左侧上下牙齿叩击9次，右侧上下齿叩击9次；最后，上下门齿再叩击9次。

＊ 搅舌　即用舌头贴着上下牙床、牙龈、牙面来回搅动，顺时针9次，逆时针9次，左右各18次。古代养生家称之为"赤龙搅海"。

＊ 漱津　搅舌后口中津液渐多，口含唾液，用两腮做漱口动作36次。

＊ 咽津　漱津后，将津液分3次缓缓咽下，在吞咽

时，要注意意守丹田，好像把唾液送到丹田一样。

2.食饮有节

食饮有节指饮食调控对人体健康的重要性。节，可包括摄入饮食的成分结构、数量、季节等。

《黄帝内经·素问》指出："人以水谷为本，故人绝水谷则死，脉无胃气亦死。"其强调了饮食对于生命的重要性，同时也指出了胃气在维持生命活动中的关键作用，说明了胃气的强弱对于元气的影响，进而关系到身体的健康。

《黄帝内经·素问·藏气法时论》云："五谷为养，五果为助，五畜为益，五菜为充""谷肉果蔬，食养尽之"，指出了各类食材各有其用及搭配宜平衡的观点。

《素问·痹论》曰："饮食自倍，肠胃乃伤。"《黄帝内经·素问·生气通天论》云："高粱之变，足生大丁。"指出了饮食不节，就会造成胃肠功能损伤及导致疾病的发生。

饮食有节，就是要遵循中医饮食养生的基本原则。

＊ 平衡饮食：强调食物的阴阳平衡，即食物的性味、营养成分等要相互协调，避免偏食、偏嗜。

＊ 五谷为养：五谷杂粮是养生的基础，能提供人体所需的营养物质，如蛋白质、碳水化合物等。

＊ 五果为助：水果富含维生素、矿物质等营养成

分，有助于增强身体免疫力，促进新陈代谢。

＊ 五畜为益：适量摄入肉类、禽蛋等动物性食物，可以补充人体所需的蛋白质、脂肪等营养元素。

＊ 五菜为充：蔬菜富含膳食纤维、维生素等营养成分，有助于促进消化、预防便秘。

在关于饮食摄入的具体实践中，要注意的是：

＊ 根据个人体质。由于先天禀赋的不同及后天因素的影响，人体具有体质上的差异。现代中医界将人体划分为平和、气虚、阴虚、阳虚、湿热、痰湿、气郁、血瘀、特禀9种体质型。在饮食结构上，不同体质的人也应有所选择，如气虚质宜小米、粳米、猪肚、牛肉，而不宜肥肉、螃蟹、萝卜等；阳虚质宜干姜、狗肉、羊肉、韭菜、小茴香，而不宜苦瓜、鱼腥草、鸭肉、鲍鱼等；阴虚质宜芝麻、糯米、鸭肉、甲鱼，而不宜干姜、肉桂等；痰湿质宜芥菜、韭菜、鸡肉、鲢鱼，而不宜肥甘油腻（如肥肉）、酸涩品（如石榴、柚子）。

＊ 顺应季节变化。《素问·六元正纪大论》指出："用寒远寒，用凉远凉，用温远温，用热远热，食宜同法。有假者反常，反是者病，所谓时也。""食岁谷以安其气，食间谷以去其邪。"即夏季应多吃清淡、凉性的食物，如西瓜、黄瓜等；冬季多吃温热、滋补的食物，如羊肉、红枣等。

✽ 控制饮食量和进食速度。吃饭时要细嚼慢咽，有助于减轻胃肠负担，促进消化。元代忽思慧著《饮膳正要》指出："善养性者，先饥而食，食勿令饱；先渴而饮，饮勿令过。食欲数而少，不欲顿而多。"明代《寿世保元》谓："善养生者养内，不善养生者养外，养内者以活脏腑，调顺血脉，使一身流行冲和，百病不作。养外者咨口腹之欲，极滋味之美，穷饮食之乐，虽肌体充腴，容色悦泽，而酷烈之气，内蚀脏腑，精神虚矣，安能保全太和。"提示人们要学会克制自己的食欲，合理规划膳食。

✽ 避免过度进补。虽然中医强调食疗的作用，但过度进补可能导致身体负担加重，甚至引发疾病。因此，进补时要根据个人体质和需求适量进行。

✽ 慎食寒凉食物。寒凉食物容易损伤脾胃功能，导致消化不良、腹泻等疾病。因此，在食用寒凉食物时要适量，并注意搭配温热食物以调和其寒性。

✽ 避免食用不洁食物。不洁食物可能导致食物中毒、感染等问题，对身体健康造成威胁。因此，在日常生活中要注意饮食卫生，避免食用不洁食物。

关于饮食的节制问题，很多人还不太重视。举目四望，现在常见的慢性病如"四高"，即高血糖、高血压、高血脂、高尿酸血症，大部分都与人们的饮食营养摄入过量有关。

有研究表明，偏嗜辛辣食物及粗粮可能对高血压具有稳定作用，而大豆制品的高频摄入和钙、铁、锌补充剂的使用以及碳水化合物、盐摄入越多越易导致高血压的发生；脂肪、碳水化合物和盐的摄入量与高血糖的发生有明显关系；脂肪摄入越多越易导致高血脂的发生；长期高嘌呤饮食会导致高尿酸血症，进而发生痛风性关节炎等系列疾病。

3.起居有常

起居有常指作息时间有规律。

汉代王充《论衡·偶会》云："作与日相应，息与夜相得也。"

唐代白居易《偶作》诗之二："一日分五时，作息率有常。"

《素问·四气调神大论》指出："春三月……夜卧早起""夏三月……夜卧早起""秋三月……早卧早起""冬三月……早卧晚起"。

《灵枢·大惑论》谓："阳气尽则卧，阴气尽则寤。"

古人认为一年四季人们规律的作息时间有益于肝、心、脾、肺、肾功能的维护保养而防病、延年，作息有定的内在原因是阴阳盛衰转换。古人有"子午眠"一说，即子时和午时都是阴阳交替之时，也是人体经气"合阴"与"合阳"的时候，这两个时辰宜卧眠，午时始小息（30～60分钟），子时始长眠（6小时左右）。睡好子午觉，有利于心经、肝胆经脉调畅，阴阳得养。养生有"三寒两倒七分饱"的说法，所谓"两倒"，就是指要睡好"子午觉"，古人甚至把这称为"百年养生的三大法宝之一"。

现代研究认为，人体内的生物钟多种多样，各种生理指标如脉搏、体温、血压、体力、情绪、智力等，都会随着昼夜变化而周期性变化。英国威斯敏斯特大学的研究人员发现，5：22—7：21起床的人，其血液中有一种能引起心脏病的物质含量较高，因此，在7：21之后起床对身体健康更加有益。雅典的一所大学研究发现，那些每天中午午休30分钟或更长时间，每周至少午休3次的人，因心脏病死亡的概率会下降37%。

规律的作息时间能有效提高身体的免疫能力，促进身体的排毒，提高工作效率，促进身体健康。

4.不妄作劳

不妄作劳强调劳作要适度，不可违背自然的规律和人体的生理限度。"妄"意为过度、无节制；"作劳"包括体力劳动、脑力劳动以及性生活等方面的活动。

《素问·宣明五气篇》指出："久视伤血，久卧伤气，久坐伤肉，久立伤骨，久行伤筋，是谓五劳所伤。"

长期重复单一动作，就会造成气血亏耗，肌肉、筋、骨的损伤，经络气血阻滞，脏腑功能失调，病患由生。如长期盯着电脑或手机屏幕的人，会出现头昏脑涨、视力减退、肩颈僵痛等症状。

《素问·举痛论》曰："百病生于气也，怒则气上，喜则气缓，悲则气消，恐则气下，寒则气收，炅则气泄，惊则气乱，劳则气耗，思则气结。"

情绪变化大起大落，会造成气血亏耗、气机郁结或逆乱，病患由生。如典籍故事中，有伍子胥过昭关愁得一夜白头的故事。

5.虚邪贼风，避之有时

"虚邪贼风，避之有时"指能对人体造成病害的自然界四时不正之气，要以适当的方法加以防范。

"虚邪"概念的形成有其较为复杂的认识背景，其与"虚风"一词密切相关，"虚邪"派生于"虚风"。"虚风"是八风之一，凡与节令所对应方位完全相反的风（即反节令气候）皆谓之"虚风"。由于人体阴阳二气的消长变化与四季气候变化节律同步，无论在哪一节令中，如果有与该节令所对应方向相反的气候（即风）出现，人体都可能因不适应这种反季节的气候而发病，这种反季节的气候（即虚风）便成为邪气，亦即"虚邪"。

《灵枢·九宫八风》指出："风从其所居之乡来为实

风，主生、长养万物；从其冲后来为虚风，伤人者也，主杀、主害者也。谨候虚风而避之，故圣人日避虚邪之道，如避矢石然，邪弗能害，此之谓也。"

《类经》卷二十七谓："月建居子，风从北方来，冬气之正也。月建居卯，风从东方来，春气之正也。月建居午，风从南方来，夏气之正也。月建居酉，风从西方来，秋气之正也。四隅十二建，其气皆然。气得其正者，正气王也，故曰实风，所以能生、长、养万物。"

《灵枢·岁露论》云："冬至之日，太一立于叶蛰之宫，其至也，天必应之以风雨者矣。风雨从南方来，为虚风，贼伤人者也……其以昼至者，万民懈惰而皆中于虚风，故万民多病。虚邪入客于骨……立春之日，风从西方来，万民又皆中于虚风……因岁之和，而少贼风者，民少病。"

可见，"虚风"即非时之气，也即反季节气候，因其极易成为伤人致病的"邪气"，均宜"避之"。

另外，虚邪贼风也指以信息方式影响人们的思想、思维、情志的各种歪理邪说。这些有毒信息会造成人体心理不健康，行为扭曲，病患丛生。

6.恬淡虚无，真气从之，精神内守，病安从来

恬淡虚无，形容的是一种思想状态，即心态安闲、清静，没有任何杂念。其中，**恬淡表示安静，虚无则表**

示心中无杂念。

恬淡是强调一种性格的培养。恬淡即要人淡去名利、声色等种种欲望，人没有了太多的欲望，烦恼自然也就少了，如此少思寡欲、无忧无虑，犹如儿童一般。虚无，指日常修养时，不可执念一隅，否则会致人体内气运行不畅，徒生他变。

真气，指的是人体之内的正气，与致病的邪气相对而言。

《黄帝内经·灵枢》云："真气者，所受于天，与谷气并行而充身者也。"

"恬淡虚无"是因，"真气从之"是果，是效验。因此，无论"恬淡"或"虚无"都是一种修炼，保持"恬淡虚无"，则"真气从之"。"寂然不动，感而遂通"就是"虚无"。只有"虚无"才能与天相感相通，天和人都相通了，没有界限了，真气自然也就跑到你身上去了，即"真气从之"。

精神内守，即保持内心的清净与淡泊，达到无欲无求的境界。

真气为人身之至宝，为一生盛衰之本，人自生身后从父母那里获得先天真元，随着年龄的增长而逐渐消耗，如得不到有效的滋养、补充，衰老和疾病就会提前到来。从"恬淡虚无"处下手，立定根基，使真气渐充渐长，使之充沛，就可防病抗衰。

7.形与神俱

形与神俱指身体和精神处于和谐、协调的状态。"形"指身体，"神"指精神。

8.天年

天年即自然寿数。《五经正义》谓："上寿百二十岁，中寿百年，下寿八十。"

9.德全不危

"德"指的是内心的修养和所得，"德全"意味着全面实施养生之道；"不危"则表示不会受到内外邪气的干扰和危害。

《黄帝内经》所言"德全不危"，道尽医学的根本。道是事物发展的轨迹规律，顺应道所行的收获为德（得）。"德全不危"是指尊重生命本身的规律，顺应四时，调和五味，降低过度的欲望，使身心处于安适的状态，对各种病邪伤害建立起强大的免疫力。

三、遵经效贤勤实践

在中华历史的漫漫长河中，不乏遵其道而行者，终有所得，为后人乐道。

宝掌和尚（公元前414—657年），印度人，世称宝掌千岁和尚、千岁宝掌。因出生时，左手握拳，至七岁剃发始展掌，故取名宝掌。师于显庆二年（657年）示寂，传言世寿达千余岁。宝掌和尚的长寿秘诀在于他内心平淡宁静，日食粗茶淡饭。《五灯会元》《华阳县志》《大慈初祖宝掌和尚》《黄梅老祖寺志》《古会稽纪事》《唐汇搜奇》《白氏类林》《罗浮旧志》《天台回纂》《法苑珠林》《雁宕记》等均有相关记载。

彭祖，姓篯名铿，生活于上古三代。因其曾受尧封于彭城，年享高寿，其道堪祖，故后世尊称为"彭祖"。历代道家或医学著作中零零散散保存着彭祖的养生学内容。彭祖的养生之道是原始社会后期人类医疗保健实践的记载，其大致内容可分为彭祖摄养术、彭祖导引术、彭祖服气术、彭祖房中术和彭祖烹调术五个方面。尤其是彭祖作为烹调的创始人，受到历代厨师们的尊重，代代有传人。《搜神记》《神仙传》《楚辞·天问》《庄子·刻意》均有相关记载。因彭祖长寿，又因其擅长房中术，故后世房中著作多有借托之名者，如《抱朴子·遐览》中所提到的《彭祖经》，《隋书·经籍志》中所讲的《彭祖养性》，《新唐书·艺文志》中所说的《彭祖养性经》等。虽然这些书早已失传，但从马王堆出土的医书《十问》和《医心方》的引录中可略知其术之主张。

孙思邈，生于西魏大统七年（541年），享年142岁。孙思邈认为人若善摄生，当可免于病。只要"良医导之以药石，救之以针剂""体形有可愈之疾，天地有可消之灾"，并提出"存不忘亡，安不忘危"，强调"每日必须调气、补泻、按摩、导引为佳，勿以康健便为常然"。他提倡讲求个人卫生，重视运动保健，提出了食疗、药疗、养生、养性、保健相结合的防病治病主张。

冷谦，明代武林（今浙江杭州）人，字启敬，号龙阳子。洪武初以善音律仕为太常协律郎。相传元末已满百岁，卒于明永乐年间，年150岁。善养生，著《修龄要旨》，是明代一部内容丰富的气功与养生保健专书。其中有运动健身法，共八段：一闭目冥心坐；二鸣天鼓；三撼天柱；四赤龙搅水津；五搓手热；六背摩后精门；七左右辘轳转；八攀足频。

邓老非常推崇古代先贤养生之道，既有自己的理解，也不乏经验之谈，尤其重视起居、饮食、心情、内气等的调理。

邓老母亲曾告诉他，在他很小的时候，冬季用摇灰笼取暖时，摇灰笼倒翻，致其口腔、鼻腔、颈部及全身多处起火，生息全无，家人急呼当地中医来看诊，医生用一种开窍的方法施治后，邓老即刻苏醒，后又以中药内服外敷两月余，全身烫伤也渐次康复。神奇的中医疗效给少时的邓老留下了深刻的记忆。

学龄前，邓老就开始参加劳动了，捡牛粪狗粪、烧石灰、烧窑灰、割猪草牛草、犁田、栽秧、割谷、挖土、舂碓臼等，从小就养成了爱劳动的习惯，也练就了较为强健的体魄。邓老言，现在进行工作的时候，也是在进行劳动健身，也就在保养自己的身体。以劳动为荣、为乐，也是养生防病的一种方式。

入私塾、小学、中学，直至考入成都中医学院，其间由于营养不良，邓老罹患了水肿病、肺结核，除改善营养及简单的中医药治疗外，就是休息静养。修心戒躁、看淡生死，就会迎来生机蓬勃的一天，是邓老所感。

此后，邓老下定决心学好中医。学中医，熟读经典《黄帝内经》《伤寒论》《神农本草经》等是基础；树立整体观念、掌握辨证施治方法，以及脏腑、气血经络、中药学等学说不可或缺；名师指点、勤学苦练是理论与临床实际相结合的不二法门。

于是，背记经典、名方、药性、经络穴位等就不再是枯燥乏味之事，而甘之若饴。当自己身体有何不适的时候，先按所学知识，辨证考量，依法施治，或服药或针灸或推拿，多获良果。比如，按摩手太阴肺经的中府、云门、列缺穴，可止咳嗽；按摩足阳明胃经的天枢、足三里可缓便秘、腹胀、呃逆；按摩任脉的膻中可消胸闷气促，如此等等。不知不觉中，已解决了日常生活中许多身体上出现的问题。

邓老长期坚持早晚冷水浴，浴过之后玄府（毛孔）得开，血脉得通，感觉全身温暖，神清气爽，精力倍增。现代研究认为，冷水浴的作用有如下几个方面。

（1）改善血液循环：收缩血管，增强血流，改善血液循环并减少炎症；还可以增加男性的精子数量，提高生育能力。

（2）抗抑郁作用：刺激去甲肾上腺素和β-内啡肽的产生而抗抑郁。

（3）提高免疫力：刺激白细胞生成，增强对感冒和流感等常见疾病的免疫力及抗感染和疾病的能力。

（4）养肤护发：暂时收紧毛孔，有助于保留皮肤和头发中的天然油脂，可以收紧和紧致皮肤，从而改善头发的质地和光泽，减少皮肤皱纹。

（5）改善新陈代谢：当身体暴露在冷水中时，通过自身调节维持核心温度，提高新陈代谢率，消耗热量并在体内产生热量。

（6）减轻疼痛：血管收缩，有助于减轻引起疼痛的肿胀，促进运动后的恢复。

（7）更高级别的警觉性：可以刺激人体交感神经系统，增加心率和呼吸频率，使人感觉更加清醒和警觉。

（8）提高承压能力：经常洗冷水澡会给身体带来少

量压力，人的神经系统逐渐习惯于应对中等程度的压力，有助于提高人的承压能力。

邓老常以经络穴点拍击法自我养疗。如感觉某处不适，就在经络循行之处进行拍打，一俟经络得以疏通，不适也消。比如颈肩痛拍打大椎穴，腰痛拍打足跟、腰俞、命门穴，头昏拍打百会、四神聪、通天穴，胸痛、胸闷拍打膻中、中庭穴。需要注意的是，使用拍击疗法，尤其是棒击法，用力要适度，由轻渐重，不可用力过猛；对初次接受拍击疗法者，应先使用拍法、捶法、击法等，以后根据情况再逐渐改用棒击法。

在饮食方面，邓老以早上吃饱、中午吃好、晚上吃少为原则。

早餐以鸡蛋、牛奶、肉包子、发糕等为主，约为日餐量的五分之二；中午以米饭、面食及鱼、肉、蔬菜为主，约为日餐量的五分之二；晚上则以米饭、面食、果蔬为主，约为日餐量的五分之一。

人体经过夜间8个小时的睡眠后，胃内容物早已排空，时间久了，由于胃内消化液的作用，就可能造成胃肠的损伤而致胃痛；不补充食物，则气血生化无源，会出现头昏、无力、心慌、出冷汗等症状，工作、学习的效率会下降；不吃早餐，空腹的时间过长，其他餐的饭量就会增多，使胃肠的消化吸收功能增强，吃进去的食物就会被完全吸收，人也容易发胖；空腹时间过长，还会引起胆汁排泄延缓而淤滞，诱发胆结石。午餐要保证充分的能量，以补充上午的消耗，并为下午的活动提供能量储备。晚餐以清淡的食物为主，以减少胃肠、肝脏和肾脏的代谢负担。晚餐过食油腻，可引起血脂升高，进而导致动脉粥样硬化和冠心病。胃和则夜安，晚餐吃少有利睡眠。

"子午觉"是邓老坚持的睡眠习惯。午餐后小憩，晚上不熬夜，否则伤阴耗血，阴血易伤，血不养心，心神不定，烦躁不安，失眠不寐，神疲乏力等诸症渐作，久之，形成恶性循环，又生他变。有些人总迷恋"夜生活"，上床就手不释机，直至夜深达旦，实不可取。

邓老常言，"百病生于气"之气，除指外来风、寒、暑、湿、燥、火六淫外，怒、喜、思、悲、忧、恐、惊七情尤为重要。因此，调节好自己的情绪，对防范病痛、保持健康意义重大。

常言道，"人生不如意事十之八九"，很多人每天都会被各种因素导致的坏心情所左右，产生负面情绪。如果这些不良情绪不能得到快速释放，就会引起健康问题。赶走心灵上的阴霾，保持积极、乐观的生活态度，是人的一生都应该修炼的课程。

会想，给不良的情绪找释放的出路。遇事两分法，好处与坏处分析透彻。看淡、放过，舍即得，得即舍，"塞翁失马，焉知非福"，"退一步海阔天空"。

多种方式排解，如脱离原环境去旅游、听音乐、朋友间的聊天、运动、吃一顿喜欢的美食等。

养成正能量思维方式。符合社会主义核心价值观的积极的，健康的，感化人性、催生健康的政治和经济秩序的新闻和消息，就是"正能量"。人总是生活在一定社会形态中，又因为出生的不同、生存环境的不同、个人经历的不同，好恶各异。在特定的社会环境中，积极地融入所处的社会，接纳社会"正能量"，并为着善的结果，力所能及地参与推进事物向着公平、法治、民主的方向，有益于公众、集体利益的活动，对养成人们正向的情绪价值有着重要作用。

《针道摸象》"气病五穴调畅气机"以针刺内关、公孙、膻中、中脘、气海等穴，逍遥丸、归脾丸等内服，其他如心理治疗，酌选。

平和为度。顺境时，不得意忘形；逆境中，不消极沉沦。否则，范进中举而癫疯的故事就会频频发生。

其他，如叩齿咽津、五禽戏、太极混元功法等，邓老日常也多涉猎，曾先后在《气功》《气功与科学》《南洋商报》（马来西亚）、《新通报》（马来西亚）发表了《吸气提肛法》《乾坤功治疗肾下垂初探》《练功能强民》《练功要领浅谈》《坚持内养、保君无恙》《肺部内养》《胃部内养》《肝部内养》《头部内养》《腹部内养》《眼部内养》《转腰内养》《气功内养》等学术论文及科普文章，介绍了多种功法的作用、练习方式以及自身体会。

综上，长寿是健康的表现之一，但长寿并不是必然与健康同步的。健康长寿不能单纯从寿命长短或身体是否患病进行衡量，重要的是要观察人的生活能力和功能维持状况。健康长寿的根本是要活得长、活得好、活得快乐。

养生，要从日常做起，坚持不懈，广播防病强身之种子，方可收获健康、长寿之果。

四、临床经验

（一）疾 病

"疾"，原意为箭矢射入人体腋下造成了箭伤，后指比较轻的病。"病"原义为人体心中有火（丙指心、火），心中不适、困苦，后指比较重的病。疾病，指在一定病因作用下，人体正常形态与功能的偏离，表现为症状、体征和行为的异常。

（二）病 因

《素问·举痛论》言"余知百病生于气也"，《素问·经脉别论》谓"生病起于过用"，《素问·上古天真论》曰"德全不危"，从气、用、德三方面高度概括了疾病发生的原因。

百病生于气：气的失调与疾病根源。

在中医理论中，"气"是一个极为核心的概念。它既是构成人体的基本物质，又是维持人体生命活动的重要动力。气，既指人体内的气血、脏腑之气，也包括情志之气、外界环境之气等。

气，具有推动、温煦、防御、固摄、气化等多重作用。它推动着血液的循环，温煦着身体的各个部位，防御着外邪的入侵，固摄着体内的津液、血液等精微物质，同时还参与着人体的新陈代谢过程。当气的功能出现失调时，就会导致各种疾病的发生。例如，气的推动作用减弱，就会出现血液循环不畅、瘀血等问题；气的温煦作用不足，就会出现畏寒肢冷等症状；气的防御功能下降，就容易受到外邪的侵袭而生病；气的固摄作用减弱，就会出现自汗、盗汗、遗尿等问题。此外，情志的失调也会导致相应的疾病，如怒伤肝、喜伤心、思伤脾等。

生病起于过用：劳伤过度可致病。

在中医看来，过度劳累会损伤人体的正气，使外邪易于侵入体内或使体内已有的病邪伺机发作，从而引发各种疾病。过用，有劳力过度、劳神过度和房劳过度等多种形式。劳力过度主要损伤人体的肌肉、筋骨等形体组织，导致疼痛、肿胀等问题；劳神过度则主要损伤心神，导致失眠、健忘、心悸等症状；房劳过度则主要耗伤肾精，导致腰膝酸软、头晕耳鸣等问题。这些过度劳累的行为都会消耗人体的正气，降低机体的免疫力，从而增加患病的风险。

德危不全：道德修养与身心健康关系密切。

在中医看来，人的精神世界与身体健康之间存在着密切的联系。道德修养的不足可能导致情志失调、气机紊乱等问题，进而引发各种疾病。因此，注重道德修养是维护身心健康的重要手段之一。道德修养是指个人在道德品质、行为习惯、思想观念等方面的修养和锤炼。良好的道德修养可以使人保持积极向上的心态和情绪状态，有利于气血的调和和脏腑功能的正常发挥；而道德修养的不足则可能导致情志失调、气机紊乱等问题，进而引发各种疾病。例如，心胸狭窄、嫉妒心强的人容易出现肝气郁结的问题；而心态平和、豁达开朗的人则更容易保持身心健康。

《金匮要略》指出，"千般疢难，不越三条：一者，经络受邪，入脏腑，为内所因也；二者，四肢九窍，血脉相传，壅塞不通，为外皮肤所中也；三者，房室、金刃、虫兽所伤，以此详之，病由都尽。"从内因、外伤入手，论述了产生疾病的缘由。

《金匮要略》提出的"千般疢难不越三条"理论为中医临床辨证施治提供了重要的指导原则。

《三因极一病证方论》指出："六淫，天之常气，冒之则先自经络流入，内合于脏腑，为外所因；七情，人之常性，动之则先自脏腑郁发，外形于肢体，为内所因；其如饮食饥饱，叫呼伤气……金疮踒折，疰忤附着，畏压溺等，有背常理，为不内外因。"首创造成疾病发生的内因、外因、不内外因的"三因学说"。

《三因极一病证方论》在继承前人理论的基础上对疾病的认知和治疗策略进行了更为深入的探讨和发展。强调在诊断疾病时要首先明确其病因所在，提出了"辨因之初无爽脉息"的观点，即要通过详细询问病史、观察症状体征以及切脉等方法来获取全面而准确的诊断信息；同时还要结合患者的年龄、性别、体质等因素进行综合分析以明确其具体的病因所在。

（三）诊　断

《素问·阴阳应象大论》云："善诊者察色按脉，先别阴阳。审清浊，而知部分，视喘息，听音声，而知所苦，观权衡规矩，而知病所主，按尺寸，观浮沉滑涩，而知病所生。以治无过，以诊则不失矣。"

中医诊断疾病的过程是一个高度个体化和综合性的思维活动，它融合了千百年来的医学理论与实践经验，体现了中医学的整体观念和辨证施治原则，其理论依据包括八纲辨证、脏腑辨证、气血津液辨证、六经辨证、卫气营血辨证、整体观念、阴阳五行和辨证施治等。

1.八纲辨证

八纲辨证是中医临床辨证的基石，它将纷繁复杂的病证概括为阴阳、表里、寒热、虚实八个纲领。通过这八个方面的辨识，医家可以迅速把握住病情的大体方向和基本性质。

阴阳：阴阳是八纲辨证的总纲，疾病的属性不外乎阴阳两类。阴证多表现为虚寒证象，如面色㿠白、精神萎靡等；阳证则多表现为实热证象，如高热烦躁、面红目赤等。

表里：表里主要用以辨识病位的深浅。表证多为外感病邪侵犯肌表所致，病程短，病位浅；里证则是病邪深入脏腑、气血、骨髓所致，病程较长，病位深在。

寒热：寒热用于辨别疾病的性质。寒证表现为恶寒喜暖、口淡不渴等一派寒象；热证则表现为发热口渴、小便短黄等一派热象。

虚实：虚实用于判断正邪的盛衰。虚证指正气不足，实证则指邪气有余。虚实辨证在中医治疗中具有重要的指导意义，补虚泻实是调整正邪平衡的基本方法。

2.脏腑辨证

脏腑辨证是以脏腑的生理功能和病理变化为基础，

通过对临床表现的综合分析，来判断疾病所在脏腑及其性质的一种方法。例如，咳嗽多痰可能与肺脏有关，心悸失眠可能与心脏有关，纳呆腹胀可能与脾脏有关等。通过脏腑辨证，中医可以准确地定位病变脏腑，从而制定出更加精确的治疗方案。

3. 气血津液辨证

气血津液辨证主要依据气、血、津液的盈亏及其相互关系来判断疾病的性质和发展趋势。气血津液是构成人体和维持生命活动的基本物质，其病变常涉及全身多个脏腑器官。如气虚则神疲乏力，血虚则面色苍白，津液不足则口干舌燥等。气血津液辨证对于指导补益、活血、化瘀、润燥等治疗具有重要意义。

4. 六经辨证

六经辨证主要用于外感病的诊断与治疗。它依据风寒湿热等邪气侵入人体的深浅程度和传变规律，将外感病分为太阳、阳明、少阳、太阴、少阴、厥阴六经病证，每一经病都有其独特的临床表现和治法方药。如太阳经证多表现为恶寒发热、头项强痛等表证；少阳经证则以口苦、咽干、目眩等半表半里之证为主要特征。通过六经辨证，中医可以明确外感病的发展阶段和治法方向。

5. 卫气营血辨证

卫气营血辨证是专门针对温热病的辨证方法。它根据温热邪气侵袭人体后的深浅层次和发展趋势，将温热病分为卫分证、气分证、营分证和血分证四个阶段。卫分证为邪犯肌表之证，以发热恶寒等表证为主要表现；气分证则邪已入里但尚未伤津耗液，以壮热不恶寒等里实热证为主要表现；营分证和血分证则邪已深入营血，分别引起心神不安或出血等危重症候。通过卫气营血辨证，中医可以准确把握温热病的病程变化和预后转归。

6.整体观念

中医诊断疾病时非常注重整体观念，即把人看作是一个有机的整体。人体各个部分不可分割，在生理功能上相互协调，在病理变化上相互影响。同时人与自然环境和社会环境之间也密切相关。这种整体观念使得中医在诊断时不仅要关注患者的局部病变，更要全面考虑患者的全身状况、生活环境以及心理因素等各个方面的影响因素。因此，在中医诊断中往往需要结合望、闻、问、切等多种手段进行综合分析和判断。

7.阴阳五行

阴阳五行是中医学的理论基础之一，在中医诊断中也具有重要的地位和作用。阴阳用以说明人体内部两种相互对立又相互依存的力量或属性之间的关系；五行则用以描述人体内部五种基本物质或功能属性（木火土金水）之间的相互关系及其运动变化规律。在中医诊断中运用阴阳五行理论可以深入地分析和理解人体内部的生理功能和病理变化规律，以及疾病发生发展的原因和机理；同时还可以指导临床治疗原则和方药的选择与应用等方面的工作实践。例如根据阴阳平衡原则可以确定补虚泻实的治疗方法；根据五行生克制化原理可以制定扶正祛邪或培土制水等治疗方案等。

8.辨证施治

辨证施治是中医学的基本治则之一，也是中医诊断和治疗疾病的核心思想所在。辨证是指通过分析临床表现和相关资料来确定疾病本质属性（即证候类型）的过程；施治则是指根据辨证结果制定相应治疗措施并付诸实践的过程。在中医看来，"证"是对疾病本质属性的高度概括和总结，"辨证"就是对"证"进行准确识别并赋予相应意义的过程；"施治"则是在明确"证"的基础上选择恰当的治疗手段和方法以调整人体内环境平衡从而达到治愈目的的过程。因此辨证施治不仅是一种医学理论，更是一种临床实践经验的总结和升华，它体现了中医学在认识论和方法论上的独特优势。综上所述，中医对疾病的诊断思路是一个综合性的、多维度的思考过程。它不仅包括对病位、病性、病程等基本要素的准确把握，还包括对人体整体状况和环境因素的全面考虑；既依赖于医生丰富的临床经验和对中医理论的深刻理解，又需要运用多种手段和方法进行综合分析和判断。通过辨证施治这一核心思想指导下的临床实践工作，中医可以制定出更加精准有效的个体化治疗方案来服务患者并推动中医药事业的持续发展与创新。

（四）治　疗

传统中医所用治疗方式方法多样，极具"简、便、廉、验"特点，所谓"一根银针、一把草药治百病""闲花野草皆良药，老树枯枝亦灵丹"，并非妄言。常见如下：

1.药疗

药疗作为中医治疗的核心，涉及中草药的精细配伍与应用。每一味中药都拥有其独特的性味、归经及功效，共同构成了复杂而精准的药物治疗体系。中药的应用不仅局限于单一药材，更讲究药材间的相互作用，以达到君臣佐使、相辅相成的治疗效果。在药疗过程中，辨证施治是关键。中医医师会根据患者的体质、病情、病理阶段以及病因，精确选取药材和制定方剂。在药材的煎煮方法、服用剂量、时间以及饮食禁忌等方面，中医医师也都会对病人进行详细指导，以确保药效的充分发挥，并最大程度减少不良反应。

2.食疗

食疗是中医养生和治疗的重要组成部分，它充分利用了食物本身的营养成分和药用价值。中医认为，食物同样具有四气五味和归经属性，通过合理的膳食搭配，可以有针对性地调理和改善身体的机能状态。食疗方案制定时，会考虑患者的体质特点、脏腑功能状态以及病情需求。比如，对于气虚体质的人，建议多食用补气类食物，如黄芪、党参、山药等；对于阴虚火旺的人，则推荐滋阴降火的食物，如百合、银耳、莲子等。食疗既可用于疾病的辅助治疗，也可作为健康人群的养生保健手段。

3.运动疗法

中医运动疗法，或称导引术、气功，是一种通过特定的动作、姿势和呼吸来调和气血、平衡阴阳、增强体质的治疗方法。中医运动疗法强调动作的柔和、缓慢、连贯，以及呼吸的深长、均匀，旨在通过运动促进全身气血流通，增强脏腑功能，提高机体抗病能力。常见的中医运动疗法有太极拳、八段锦、五禽戏等。这些运动方式都是基于中医理论设计的，动作简单易学，适合不同年龄和体质的人群练习。长期坚持练习，可以帮助人们保持身心健康，延缓衰老。

4.音乐疗法

音乐疗法在中医中也有着悠久的历史和广泛的应用。中医认为，音乐可以调和情志，舒缓紧张情绪，对治疗某些心理疾病和神经系统疾病具有独特的效果。不同的音乐风格和曲目可以根据患者的体质和病情进行选择，以达到最佳的治疗效果。在实际应用中，音乐疗法可以与其他治疗手段相结合，如针灸、按摩等。在舒适的环境中播放柔和的音乐，可以帮助患者放松心情，减轻疼痛感受，提高治疗效果。

5.环境疗法

环境疗法强调人与自然环境的和谐共生关系。中医认为，人的健康与居住环境密切相关。因此，在环境疗法中，会注重居住环境的优化和改善。环境疗法的措施包括调整室内光线、温度、湿度等物理因素，增加室内绿化植物和艺术品等装饰物，保持室内空气清新流通等。这些措施旨在营造一个舒适宜居的生活空间，有利于人的身心健康和疾病康复。

6.针灸

针灸是中医最具特色的疗法之一，通过刺激人体特定穴位来调整气血运行和脏腑功能。针灸的作用机制涉及神经、内分泌、免疫等多个系统，具有止痛、消炎、调节脏腑功能等多种效果。针灸治疗时，医师会根据患者的体质和病情选取相应的穴位和刺激方法。同时，针灸还可以与其他治疗手段相结合，如拔罐等，以增强治疗效果。针灸的安全性和有效性已得到广泛认可，在世界范围内享有盛誉。

7.按摩

按摩是中医传统疗法之一，通过手法作用于人体特定部位来达到舒筋活络、调和气血的目的。按摩的作用不仅限于肌肉和关节的放松，还包括对内脏功能的调节和心理状态的改善。按摩的手法多样，包括推、拿、揉、捏、按等。不同的手法可以根据患者的体质和病情进行选择和应用。在按摩过程中，医师还会根据患者的反应调整手法的力度和频率，以确保安全有效。

8.祝由疗法

祝由疗法是一种古老而独特的心理治疗手段，它通过语言、行为等方式对患者进行心理疏导和暗示。祝由疗法的核心在于调动患者的积极心理因素，增强其自我康复能力和信心。在实施祝由疗法时，医师会根据患者的性格、文化背景和病情等因素制定个性化的治疗方案。这些方案既包括劝导、安慰、鼓励等语言暗示，也包括行为示范、情景模拟等行为干预措施。通过祝由疗法的治疗，可以帮助患者减轻精神压力、改善情绪状态、促进疾病的康复进程。

下篇　病症各论

第一章　内科疾病

一、中　风

案例 1

患者，男，69 岁。垫江县大顺公社高平一队。

其子代诉：患者平素体胖，高血压史约 4 年。突然昏倒，不省人事，呕吐约 10 小时。血压 196/114 mmHg*，面色苍白，鼻息气微，舌伸不出，痰声辘辘，口眼歪斜，左侧半身不遂，舌质淡，苔厚腻，脉沉弦。诊断：脑出血。经用氯丙嗪肌注、50% 葡萄糖液静脉推注抢救 6 小时仍神志不清，乃用针灸从气虚痰厥论治。以三棱针刺手十二井穴、百会、四神聪穴令其出血，疏利壅滞，调和气血，刺水沟、承浆通任督调和阴阳，针涌泉，灸神阙、关元，温针足三里补益元气，用泻法针刺丰隆、天

---

*1 mmHg≈0.133 kPa。

突豁痰开窍，抢救 2 个多小时，患者逐渐清醒，血压降至 164/98 mmHg，痰鸣减轻，仍存在语言謇涩，左半身不遂。继用益气活血、疏风通络、降逆豁痰之中药并按摩治疗 3 月左右痊愈。

案例 2

患者，女，58 岁。

患者自诉：晨 7 时左右开始出现左侧肢体乏力，伴口角歪斜、流涎、吐词不清，无意识障碍、惊厥、抽搐、大小便失禁。急诊头颅 CT 提示：脑梗死。中医望闻切诊情况：面色晦暗，脉弦，舌质暗，苔白腻，舌下脉络瘀阻。诊断：中风，中经络——风痰入络。治疗上予：针刺治疗选取水沟、内关、三阴交、极泉、尺泽、委中、肩髃、手三里、合谷、阳陵泉、阴陵泉、风市、足三里、解溪、丰隆等穴位，留针 30 分钟。中药予以法半夏 25 g，天麻 20 g，茯苓 15 g，陈皮 15 g，白术 20 g，川芎 15 g，白芍 15 g，桃仁 15 g，红花 15 g，甘草 15 g，6 剂，水煎服，每日 1 剂，每日 3 次，饭后服。按摩左侧肢体，每天 30 分钟。3 月左右患者症状明显改善。

案例 3

患者李某，女，50 岁。初诊日期：2021 年 11 月 5 日。

主诉：右侧半身不遂1周。

现病史：患者于1周前情绪激动，突然语言不清，旋即右半身瘫痪，当时无头痛、呕吐、便尿失禁及意识障碍。于神经内科诊断为"脑梗死"。经西医降颅压、脱水等治疗，病情平稳，为求进一步诊治来诊。现主证：右侧肢体活动不力，语言謇涩，饮食尚可，二便调。

查体：额纹对称，右侧鼻唇沟浅，口角左歪，右上肢抬举无力，肌力Ⅱ级，右手可握，伸展困难，右下肢肌力Ⅲ级，针刺觉减退，右侧巴宾斯基征阳性。舌质淡红，苔白稍腻，脉象弦滑。血压150/110 mmHg。

中医诊断：中风（中经络）。

辨证：风痰阻络。

治则：涤痰活血，祛风通络。

处方：针取右侧天鼎、肩髃、手三里、曲池、外关、合谷、环跳、解溪、绝骨、足三里、太冲、阳陵泉、丰隆穴。

操作：针用提插泻法刺天鼎，得气后感传由颈肩循手阳明经，过肘、腕抵拇、食2指，不留针；以提插捻转泻法刺环跳，得气后感传由髋循足少阳与足太阳至趾；佐用捻转泻法刺丰隆。其他穴位采用平补平泻法，每日1次，留针30分钟，10次为1个疗程。

二诊（2021年11月12日）：经7次治疗，可屈肘90°，上肢外展呈扬鞭状可达45°，食指能屈伸，挽扶可行走。

三诊（2021年11月16日）：经1个疗程治疗，上肢能上举过头，五指可伸握，可自行行走，语言清晰流利，肌力Ⅴ级，肌张力略高，腻苔已退，脉无滑象，减丰隆穴。

四诊（2021年11月28日）：上、下肢活动基本正常，肌力、肌张力正常，有分离运动，唯行走时长时足尖拖曳，自觉肢体麻木沉重。改用平补平泻手法。

共治疗32次，鼻唇沟对称，肢体活动正常，血压正常，双侧肢体感觉基本正常，临床治愈。

18个月后追访，病未复发，能从事正常家务劳动。

案例4

患者王某，男，65岁。初诊日期：2020年11月15日。

主诉：言语不清、右侧肢体瘫痪3个月。

现病史：患者3个月前饮酒、应酬较多，加之工作劳累，于早上起床时感到右侧肢体无力，步态不稳，伴言语不利，口角歪斜。于成都市某三甲医院急诊入院，经脑MRI提示为"左侧基底节区脑梗死"，对症治疗无明显疗效来诊。

现主证：神清，形体肥胖，右侧鼻唇沟变浅，左侧肢体肌力正常，右侧上肢肌力Ⅲ级，下肢肌力Ⅳ级，舌质淡暗，苔白腻，脉滑。

既往史：患高血压 10 余年，平素喜食肥甘油腻之品。

中医诊断：中风（中经络）。

辨证：风痰阻络，肝肾亏虚。

治则：息风化痰，兼益肝肾。

处方：中气法、风府透哑门、廉泉。

操作：中气法如法施治，风府透哑门，廉泉单刺，平补平泻，每日 1 次，留针 30 分钟，10 次为 1 个疗程。

二诊（2020 年 12 月 10 日）：治疗 2 个疗程，患侧肌力较前改善，可自由从容散步，上肢肌力 Ⅳ 级，语言较前清晰，鼻唇沟基本恢复，改为隔日 1 次，继续治疗。

三诊（2020 年 12 月 25 日）：共治疗 4 个疗程，患者吐词流利，握拳伸指灵活，步态平稳，肌力正常，舌淡红，苔薄白，脉和缓，临床告愈。嘱清淡饮食，避免劳累，注意观察血压。

随访 6 个月，除血压高通过药物控制外，一切正常。

按语：中风是以半身不遂、肌肤不仁、口舌歪斜、言语不利，甚则突然昏仆、不省人事为主要表现的病证。因其发病骤然，变化迅速，与"风性善行而数变"的特点相似，故名中风，又称卒中。

中风的发生主要因内伤积损、情志过极、饮食不节、劳欲过度等，以致肝阳暴张，或痰热内生，或气虚痰湿，引起内风旋动，气血逆乱，横窜经脉，直冲犯脑，导致血瘀脑脉或血溢脉外。其基本病机为阴阳失调，气血逆乱。其发病主要在脑，与心、肝、脾、肾关系密切。气血不足或肝肾阴虚是致病之本，风、火、痰、瘀是发病之标，如遇到烦劳、恼怒、房事不节或醉酒饱食等诱因，阴阳严重失调，气血发生逆乱而致卒中。

其辨证要点主要在于辨中经络与中脏腑、辨闭证与脱证、辨顺势与逆势等。

中风可分为以下几种证型进行针药结合治疗：

1.中经络（风痰入络）

临床表现：肌肤不仁，甚则半身不遂，口舌歪斜，言语不利，或謇涩或不语。平素头晕、目眩。舌质暗淡，苔白腻，脉弦滑。

证机概要：脉络空虚，风痰乘虚入中，气血闭阻。

治法：息风化痰，活血通络。

代表方：半夏白术天麻汤合桃仁红花加减。便秘加大黄、黄芩、栀子清热通便，或合星蒌承气汤加减。烦躁不安、失眠、口干加生地黄、沙参、夜交藤养阴安神。痰涎壅盛，口喝不语，半身不遂，用真方白丸子以化痰通络。

2.中经络（风阳上扰）

临床表现：半身不遂，肌肤不仁，口舌歪斜，言语謇涩，或舌强不语。平素急躁易怒，头痛，眩晕耳鸣，面红目赤，口苦咽干，尿赤，便干。舌质红或红绛，苔薄黄，脉弦有力。

证机概要：肝阳化风，风阳上扰，横窜经络。

治法：清肝泻火，息风潜阳。

代表方：天麻钩藤饮加减。头痛较重加羚羊角、夏枯草以清肝息风；急躁易怒明显加牡丹皮、生白芍清泻肝火；便秘不通加生大黄、玄参清热通便；下肢重滞加杜仲、桑寄生补益肝肾；夹有痰浊，见胸闷、恶心、苔腻，加胆南星、郁金。

3.中经络（阴虚风动）

临床表现：半身不遂，一侧手足沉重麻木，口舌歪斜，舌强语謇。平素头晕头痛，耳鸣目眩，双目干涩，腰酸腿软，急躁易怒，少眠多梦。舌质红绛或暗红，少苔或无，脉细弦或细弦数。

证机概要：肝肾亏虚，风阳内动，上扰清窍。

治法：滋养肝肾，潜阳息风。

代表方：镇肝息风汤。痰盛者，去龟甲，加胆南星、竹沥以清热化痰；心烦失眠者，加黄连、莲子心、栀子、首乌藤清热除烦；头痛重者，加生石决明、珍珠母、夏枯草、川芎镇肝止痛，或加地龙、全蝎以通窍活络。

4.中脏腑（闭证–痰热腑实）

临床表现：平素头痛眩晕，心烦易怒。突然发病，半身不遂，口舌歪斜，舌强语謇或不语，神志欠清或昏惚，肢体强急，痰多而黏，伴腹胀，便秘，舌质暗红，或有瘀点瘀斑，苔黄腻，脉弦滑或弦涩。

证机概要：痰热阻滞，风痰上扰，腑气不通。

治法：通腑泄热，息风化痰。

代表方：桃仁承气汤加减。头痛、眩晕严重者加钩藤、菊花、珍珠母平肝降逆；烦躁不安、彻夜不眠、口干、舌红，加生地黄、沙参、夜交藤养阴安神。

5.中脏腑（闭证–痰火瘀闭）

临床表现：突然昏仆，不省人事，牙关紧闭，口噤不开，两手握固，大小便闭，肢体强痉，面赤身热，气粗口臭，躁扰不宁，苔黄腻，脉弦滑而数。

证机概要：肝阳暴张，阳亢风动，痰火壅盛，气血上逆，神窍闭阻。

治法：息风清火，豁痰开窍。

代表方：羚角钩藤汤加减，另服至宝丹或安宫牛黄丸以清心开窍。痰热阻于气道，喉间痰鸣辘辘，服竹沥、猴枣散以豁痰镇惊；肝火旺盛，面红目赤，脉弦劲有力，加龙胆草、山栀、夏枯草、代赭石、磁石等清肝镇摄之品；腑实热结，腹胀便秘，苔黄厚，加生大黄、桃仁、赤芍、元明粉、枳实；痰热伤津，舌质干红，苔黄糙者：加沙参、麦冬、石斛、生地黄。

6. 中脏腑（闭证-痰浊瘀闭）

临床表现：突然昏仆，不省人事，牙关紧闭，口噤不开，两手握固，肢体强痉，大小便闭，面白唇暗，静卧不烦，四肢不温，痰涎壅盛，苔白腻，脉沉滑缓。

证机概要：痰浊偏盛，上壅清窍，内蒙心神，神机闭塞。

治法：化痰息风，宣郁开窍。

代表方：涤痰汤加减，另用苏合香丸宣郁开窍。动风者，加天麻、钩藤以平息内风；有化热之象者，加黄芩、黄连、丹参。见戴阳证者，属病情恶化，急进参附汤、白通加猪胆汁汤救治。

7. 中脏腑（脱证）

临床表现：突然昏仆，不省人事，目合口张，肢体软瘫，鼻鼾息微，肢冷汗多，大小便自遗，舌质痿，脉细弱或脉微欲绝。

证机概要：正不胜邪，元气衰微，阴阳欲绝。

治法：回阳救逆，益气固脱。

代表方：参附汤合生脉散加减。前方回阳益气救脱，后方益气养阴。汗出不止者，加炙黄芪、生龙骨、煅牡蛎益气收敛固涩；舌干、脉微者，加玉竹、黄精以救阴护津。面赤足冷、虚烦不安、脉极弱或突然脉大无根，是由于真阴亏损，阳无所附，而出现虚阳上浮欲脱之证，用地黄饮子，或参附注射液或生脉注射液静脉滴注。

8.恢复期和后遗症期（风痰瘀阻）

临床表现：舌强语謇或失语，口舌歪斜，半身不遂，肢体麻木，舌质紫暗或有瘀斑，苔滑腻，脉弦滑或涩。

证机概要：风痰阻络，气血运行不利。

治法：息风化痰，行瘀通络。

代表方：解语丹加减。痰热偏盛者，加瓜蒌、竹茹、川贝母清化热痰；肝阳上亢，头晕头痛、面赤、舌质红、苔黄、脉弦劲有力，加钩藤、石决明、夏枯草平肝息风潜阳；咽干口燥，加天花粉、天冬养阴润燥。

9.恢复期和后遗症期（气虚络瘀）

临床表现：偏枯不用，肢软无力，面色萎黄，舌质淡紫或有瘀斑，苔薄白，脉细涩或细弱。

证机概要：气虚血滞，脉络瘀阻。

治法：益气养血，化瘀通络。

代表方：补阳还五汤加减。血虚甚者，加枸杞、首乌藤以补血；肢冷，阳失温煦，加桂枝温经通脉；腰膝酸软：加续断、桑寄生、杜仲以壮筋骨、强腰膝。

10.恢复期和后遗症期（肝肾亏虚）

临床表现：半身不遂，患肢僵硬拘挛变形，舌强不语，或偏瘫，肢体肌肉萎缩，舌质红，脉细，或舌质淡红，脉沉细。

证机概要：肝肾亏虚，阴血不足，筋脉失养。

治法：滋养肝肾。

代表方：左归丸合地黄饮子加减。前方功专填补肝肾真阴，后方滋肾阴，补肾阳，开窍化痰。腰酸腿软较甚，加杜仲、桑寄生、牛膝补肾壮腰；肾阳虚，加巴戟天、肉苁蓉补肾益精，附子、肉桂引火归原；夹有痰浊，加石菖蒲、远志、茯苓化痰开窍。

针灸辨证论治

（1）中经络

治法：调神导气，疏通经络。以督脉、手厥阴及足太阴经穴为主。

主穴：水沟、内关、三阴交、极泉、尺泽、委中。

配穴：

①肝阳暴亢：配太冲、太溪；

②风痰阻络：配丰隆、风池；

③痰热腑实：配曲池、内庭、丰隆；

④气虚血瘀：配足三里、气海；

⑤阴虚风动：配太溪、风池；

⑥口角歪斜：配颊车、地仓；

⑦上肢不遂：配肩髃、手三里、合谷；

⑧下肢不遂：配环跳、阳陵泉、阴陵泉、风市、足三里、解溪；

⑨头晕：配风池、完骨、天柱；

⑩足内翻：配丘墟透照海；

⑪便秘：配天枢、丰隆、支沟；

⑫复视：配风池、天柱、睛明、球后；

⑬尿失禁、尿潴留：配中极、曲骨、关元。

操作：

①水沟用雀啄法，以眼球湿润为佳；

②刺三阴交时，沿胫骨内侧缘与皮肤成45°角，使针尖刺到三阴交穴，用提插补法；

③刺极泉时，在该穴位置下约6 cm心经上取穴，避开腋动脉，直刺进针，用提插泻法，以患者上肢有麻胀和抽动感为度；

④尺泽、委中直刺，用提插泻法使肢体有抽动感。可在患侧上、下肢各选2个穴位，采用电针治疗。

（2）中脏腑

治法：醒脑开窍，启闭固脱。以督脉穴和手厥阴经穴为主。

主穴：水沟、百会、内关。

配穴：

①闭证：配十二井穴、合谷、太冲；

②脱证：配关元、气海、神阙等。

操作：

①内关用泻法，水沟用强刺激，以眼球湿润为度。

②十二井穴用三棱针点刺出血。

③关元、气海用大艾炷灸，神阙用隔盐灸，不计壮数，以汗止、脉起、肢温为度。

其他治疗

①头针法：顶颞前斜线、顶旁1线及顶旁2线。用1.5~2寸*毫针平刺入头皮下，快速捻转2~3分钟，留针30分钟，留针期间反复行针。行针时和留针后嘱患者活动患侧肢体，此法在半身不遂早期应用疗效更好，留针时间可延长至数小时。

②穴位注射法：选上述四肢穴位2~4个。丹参注射液或复方当归注射液，每穴注射1 mL，隔日1次。适用于半身不遂。

③电针法：在患侧上、下肢各选一组穴位，采用断续波或疏密波，以肌肉微颤为度，每次通电20~30分钟。此法适用于半身不遂患者。

邓老认为中风急性期，当急则治其标，以祛邪为主，常用平肝息风、化痰通腑、活血通络等治法。如为

---

*1寸≈3.33 cm。

中脏腑者，当以醒神开窍为主，闭证宜清热开窍或化痰开窍，脱证则回阳固脱，如内闭外脱并存，则醒神开窍与扶正固本兼用。中风恢复期和后遗症期，多为虚实兼夹，当扶正祛邪，标本兼顾，常平肝息风、化痰祛瘀与滋养肝肾、益气养血并用。如案例1中患者为昏迷病人，必须尽快用"留人治病"的方法抢救。即先治危候，待昏迷消除，患者复苏后，再辨别其本病进行治疗。在抢救时，根据"异病同治"和"急则治其标"的原则，自拟"针灸复苏基础方"（以下简称"基础方"）：手十二井穴、百会、水沟、涌泉、承浆、神阙、关元、四神聪等穴。手十二井穴能调和气血、接续经气。督脉总督诸阳，任脉总任诸阴，百会、水沟为督脉要穴，能通督壮阳。关元、承浆为任脉要穴，能滋水养阴。神阙、涌泉可扶元固脱。四神聪醒脑清神。诸穴同用能通任督而调和阴阳，续经气而调和气血，扶元固脱，有醒脑回苏之功。应用时还须结合患者临床表现的不同证型加减，并运用不同的补泻方法，方能起到救治危笃患者的良好效果。患者一旦神志清醒，血压接近或恢复正常并趋稳定，脉象转佳，就应根据"缓则治其本"的原则，积极治疗，巩固疗效。案例2虽同为中风患者，但病情较轻较缓，故可采用针药及按摩相结合的方法，其中中药以息风祛痰通络为纲，方中半夏、茯苓、陈皮、甘草补脾益气，白术燥湿化痰，桃仁、红花逐瘀行血，天麻平息内风，诸药共用，可起到很好的疗效。案例3患者属中风之中经络证，素患阴虚阳亢兼有湿痰，复因情绪激动，致虚风内动，气逆夹痰，窜扰经络。中于络者，则肌肤不仁而口㖞语謇；中于经者，则肢节不用，半身不遂。痰湿内蕴，故苔腻脉象弦而兼滑。法宜涤痰活血，祛风通络。天鼎穴属阳明，阳明为多气多血之经，其上可达面口咽喉颈，下可通肩臂肘腕指；取环跳者，系足太阳、足少阳之会，上治胁肋腰胯，下达股膝胫踝。选此2穴起疏通经络、调和气血的作用，酌加刺丰隆，佐以祛痰湿。诸穴共用达祛风化痰、活血通络之功。中风偏瘫针灸治疗常以肢体腧穴或头皮针为主，中医认为机体是一个整体，十二经循行起自肺经终于肝经，内络脏腑外达皮腠，日夜循行如环无端，患者一处患病必影响他处气血乖戾，采用中医的整体观和辨证论治紧密结合，以此大法指导临床亦可取效。通过案例4患者看出，治疗该病并没有选择患、健侧腧穴，而是通过整体辨证选用中气法获效即可窥见一斑。该患者平素嗜食肥腻之品，致使脾胃受伤，失其健运而痰湿内生，加之年过五十，阴气自半，肝肾亏虚，肾水不能上济肝阴，又由于工作紧张，劳作过度，致使"阳气者，烦劳则张"，肝阳上亢，夹内生之痰浊上壅清窍，导致脑窍闭阻，经脉不通。治用中气法7穴，升清降浊，健脾化痰，滋水涵木，心肾交泰，如此则病去正复，中气运化正常。配合风府透哑门，以及廉泉单刺，通调任、督二脉，养髓海开音窍，故亦取效。

在针灸治疗中风的过程中应该清楚，针灸治疗中风疗效较好，尤其对肢体运动、语言、吞咽等功能的康复具有明显促进作用。同时中风的治疗应注重针灸的早期干预，开始越早效果越好。针灸领域对缺血性中风急性期治疗的研究显示，在缺血后立即给予针刺治疗，能使患者局部脑血流显著增加，使缺血组织局部维持有效的血供，对抗缺血引起的损伤；在缺血后再灌注期针刺治疗，可以增加局部组织供血，使脑梗死面积显著减小，神经功能得到有效的保护。针刺能改善脑动脉的弹性和紧张度，扩张血管，改善脑部血液循环，提高脑组织的氧分压，增加病灶周围脑细胞的营养，促进脑组织的修复。针刺还可清除自由基、调节钙稳定、纠正中枢单胺类神经递质的代谢紊乱、降低中枢兴奋性氨基酸及一氧化氮的含量，从而保护缺血性脑损伤。

二、眩晕

案例1

张某，男，52岁。

因反复发作眩晕1月余来诊。患者自述眩晕发作时感觉天旋地转，站立不稳，伴有恶心欲吐，无耳鸣耳聋，无眼球震颤。舌淡苔白腻，脉滑。采用化痰祛湿、健脾和胃的治疗原则，选用半夏白术天麻汤加减治疗。1周治疗后，眩晕症状明显减轻，恶心欲吐感消失。

案例2

李某，女，48岁。

因眩晕伴头痛两周来诊。患者自诉眩晕发作时头痛如裹，视物昏花，伴有恶心，但无呕吐，神疲乏力。舌淡苔薄白，脉细弱。采用了益气养血、健脾升清的治疗策略，方选八珍汤加减治疗。两周治疗后，眩晕和头痛症状显著改善，精神状态明显好转。

案例3

王某，男，58岁。

因反复眩晕1月余就诊，既往高血压病史，患者自诉眩晕,前额胀闷不适。舌暗苔白,脉弦。患者就诊时血压160/85 mmHg。诊断:眩晕——肝阳上亢。治疗上予:①点刺放血。取坐位或卧位,选取头维、攒竹、印堂穴,常规消毒后,用三棱针刺各穴0.2～0.3 cm深,每穴出血6～7滴。②针刺:风池、百会、上星、太阳、四神聪、太冲、合谷穴,留针30分钟。复测血压150/80 mmHg。③中药以平肝潜阳、滋养肝肾为主,方选天麻钩藤饮加减。1周后患者症状明显好转。

按语:眩是眼花,晕是头晕,两者同时出现,统称眩晕,中医亦称为"眩冒"。眩晕有病情轻重的不同,轻者闭目自止,重者旋转不定,不能站立,或伴有恶心、呕吐、出汗,甚者昏倒等症状。眩晕可由风、火、痰、虚、瘀等多种原因所致,多属肝肾脾的病变,尤其与肝的关系密切。现代医学中的耳源性眩晕、高血压、低血压、椎基底动脉供血不足、贫血、神经症以及颈源性眩晕等以眩晕为主症的,可参考中医治疗。

针对不同类型的眩晕,邓老运用中医的四诊合参,进行辨证论治。

1.肝阳上亢型

表现为眩晕耳鸣,头目胀痛,口苦,失眠多梦,遇烦劳郁怒而加重,甚则仆倒,颜面潮红,急躁易怒,肢麻震颤，舌红苔黄，脉弦或数。治法以平肝潜阳、滋养肝肾为主，方选天麻钩藤饮加减。

2. 气血亏虚型

表现为眩晕动辄加剧，劳累即发，面色㿠白，神疲乏力，倦怠懒言，唇甲不华，发色不泽，心悸少寐，纳少腹胀，舌淡苔薄白，脉细弱。治法以补益气血、调养心脾为主，方选归脾汤加减。

3. 肾精不足型

表现为眩晕日久不愈，精神萎靡，腰酸膝软，少寐多梦，健忘，两目干涩，视力减退，或遗精滑泄，耳鸣齿摇，或颧红咽干，五心烦热，舌红少苔，脉细数；或面色㿠白，形寒肢冷，舌淡嫩，苔白，脉弱尺甚。治法以滋养肝肾、益精填髓为主，方选右归丸加减。

4. 痰浊中阻型

表现为眩晕，头重如蒙，或伴视物旋转，胸闷恶心，呕吐痰涎，食少多寐，舌苔白腻，脉濡滑。治法以化痰祛湿、健脾和胃为主，方选半夏白术天麻汤加减。

邓老在诊治眩晕方面拥有丰富的经验和独特的见解。他认为，眩晕是一种常见症状，通常与多种疾病有关，如高血压、低血压、颈椎病、内耳疾病等。邓老强调首先要明确病因，辨证论治。邓老认为眩晕的病因多种多样，常见的有肝阳上亢、气血亏虚、肾精不足、痰浊中阻等。他特别强调，眩晕的发生往往与肝的关系密切，因为肝主疏泄，调畅气机，若情志不遂，肝气郁结，气郁化火，上扰清空，则发为眩晕。

对于上述3则病例，邓老根据患者症状、舌象和脉象，结合中医理论，认为案例1属于痰湿中阻型眩晕，案例2则属于气血亏虚型眩晕。两位患者的病因虽然不同，但均表现出眩晕的核心症状。经过一段时间的治疗，两位患者的眩晕症状均得到了有效缓解。张某的痰湿中阻得以化解，脾胃功能恢复正常；李某的气血亏虚得到改善，脾胃升清功能得以提升。两位患者的生活质量得到了显著提高，对治疗效果表示满意。案例3中的患者，邓老认为其为高血压引起的眩晕，故治疗时首先采用了点刺放血的疗法，后又通过针药结合的方法进行调理，故疗效尚佳。

邓老在治疗过程中反复强调，眩晕患者应保持良好的作息习惯，避免过度劳累和情绪波动。同时，饮食宜清淡易消化，避免辛辣、油腻、生冷食物。在日常生活中，可适当进行太极拳、八段锦等养生锻炼，以调和气血，增强体质。邓老在临床治疗眩晕时常用中药汤剂结合针灸、推拿手法等中医外治疗法，特别对于颈源性眩晕，可收到事半功倍之效。

总结：

（1）在眩晕症状的诊断过程中，应详细询问患者病史，进行全面的体格检查，并结合必要的辅助检查，以提高诊断准确性。

（2）针灸与中药治疗眩晕具有较好疗效，但在治疗过程中应注意个体化差异，根据患者的具体情况制定合适的治疗方案。

（3）在治疗过程中，要密切观察患者的病情变化，及时调整治疗方案，确保治疗效果。

（4）对于眩晕症状的治疗，除了针灸和药物治疗外，还应关注患者的心理健康和生活习惯，给予适当的心理疏导和生活指导。

三、头　痛

案例1

患者：李某，男，35岁，因"头痛、发热、恶风、口渴"就诊。

症状描述：患者头痛剧烈，以前额为主，伴有发热、恶风、口渴、咽干、苔薄黄、脉浮数。

辨证：风热外袭，上扰清空。

治法：疏风散热，清利头目。

处方：川芎茶调散加减，辅以针灸治疗，取穴如太阳穴、风池穴等。

疗效：患者服药后头痛明显减轻，发热、恶风等症状也逐渐消失。

案例2

患者：张某，女，48岁，因"反复发作的头痛、眩晕、目胀"就诊。

症状描述：患者头痛剧烈，多为两侧太阳穴胀痛，伴有眩晕、目胀、心烦易怒、口苦咽干、舌红苔黄、脉弦数。

辨证：肝阳上亢，气血上冲。

治法：平肝潜阳，清肝明目。

处方：用天麻钩藤饮加减，并辅以针灸疗法，选取太冲、太溪穴等。

疗效：患者经过数次治疗后，头痛、眩晕等症状得到显著改善，情绪也变得平稳。

案例3

患者：王某，男，52岁，因"长期头痛、头晕、神疲乏力"就诊。

症状描述：患者头痛绵绵，伴有头晕、神疲乏力、面色苍白、少气懒言、舌淡苔薄白、脉细弱。

辨证：气血亏虚，清空失养。

治法：益气养血，补养清空。

处方：用归脾汤加减，同时指导患者进行适当的体育锻炼和饮食调理。

疗效：患者经过一段时间的治疗和调理后，头痛、头晕等症状明显好转，体力也有所恢复。

按语：头痛可单独出现，也可出现于多种急慢性疾病中。《黄帝内经》有"眩风""首风"之名。头痛剧烈，经久不愈，呈发作性者，称为"头风"。清阳阻逆，气血逆乱，脉络瘀阻，是头痛的主要病机。现代医学的高血压、偏头痛、紧张性头痛、丛集性头痛、三叉神经痛等出现的头痛症状都归属中医头痛范畴。

邓老认为头痛的成因多种多样，常见的包括外感风寒湿热、内伤情志失调、饮食劳倦、久病体虚等。他特别指出，头痛与肝的关系尤为密切，因为肝主疏泄，若情志不遂，肝气郁结，气郁化火，上扰清空，则易发头痛。

根据病史、症状以及头痛部位、久暂、性质特点等辨别其属外感或内伤、虚或实。一般来说，病程短、痛势较剧烈、痛无休止，并伴有其他外感症状，多属实证，以疏散为主。内伤头痛，病程较久、痛势较缓、时作时止，多与肝脾肾三脏的病变及气血失调有关，病情有虚有实，需根据情况，辨证治疗。

头痛可分为以下几种证型进行针药结合治疗：

1.外感头痛

（1）风寒头痛

证候：头痛时作，牵及项背，遇风尤剧，恶风畏寒，常喜裹头，舌苔薄白，脉浮紧。

证候分析：足太阳膀胱经循项背，上行巅顶，风寒外袭，邪客太阳经脉，循经上行阻遏清阳之气，故头痛时作，牵及项背；风寒束于肌表，营卫失调，故恶风畏寒；寒为阴邪，得温则减，故头痛常喜裹头。苔薄白，脉浮紧乃风寒在表之相。

治法：疏风散寒。

方药：川芎茶调散（川芎、荆芥、防风、白芷、羌活、细辛、薄荷、甘草）加减。寒邪盛，头痛剧烈，加制川乌、制草乌、僵蚕；夹湿，加苍术、藁本。

针灸治疗：可选取外关、风门、风府、承浆、列缺，用泻法。

（2）风热头痛

证候：头痛而胀，甚则胀痛如裂，面红，发热恶风，口渴欲饮，舌质红，舌苔薄黄，脉浮数。

证候分析：热为阳邪，夹风上扰清窍，故头痛而胀，甚则胀痛欲裂；邪热上炎，故面红目赤；风热之邪客表，故发热恶风；热邪伤津，故口渴欲饮。舌红苔薄黄、脉浮数为风热在表之象。

治法：疏风清热。

方药：桑菊饮（桑叶、菊花、连翘、薄荷、桔梗、杏仁、芦根、甘草）加白芷、蔓荆子、川芎。若热盛腑气不通，大便干结，口鼻生疮，加大黄、芒硝。

针灸治疗：可选取尺泽、鱼际、大椎、太冲、风池、曲池穴，用泻法。

（3）风湿头痛

证候：头痛如裹，昏胀沉重，肢体困倦，胸闷纳呆，小便不利，大便或溏，舌苔白腻，脉濡。

证候分析：湿为阴邪，其性重浊黏滞，风湿外感，上侵巅顶，清窍被蒙，清阳不升，故头痛如裹，昏胀沉重；脾司运化而主四肢，脾为湿困，故肢体困倦；湿浊中阻，故胸闷纳呆；湿浊内蕴，气化不利，清浊不分，故小便不利，大便或溏。苔白腻、脉濡均为湿象。

治法：祛风胜湿。

方药：羌活胜湿汤（羌活、独活、川芎、蔓荆子、防风、藁本、炙甘草）加减。若湿重纳呆胸闷，加厚朴、陈皮、苍术等；若恶心加法半夏。

针灸治疗：可选取风池、通天、头维、合谷、三阳络、脾俞穴，宜补泻兼施。

2. 内伤头痛

（1）肾虚头痛

证候：头脑空痛，常伴头晕耳鸣，腰膝酸软，或遗精、带下，舌嫩红少苔，脉沉细无力。

证候分析：脑为髓海，其主在肾，肾精亏虚，精髓不足，脑海失养，故头脑空痛，头晕耳鸣；腰为肾之府，肾虚失养，则腰膝酸软；肾气不足，精关不固则遗精；带脉不束则带下。舌嫩红少苔、脉沉细无力乃肾精亏虚之象。

治法：滋阴补肾。

方药：大补元煎（人参、山药、熟地黄、杜仲、枸杞子、当归、山茱萸、炙甘草）加减。

针灸治疗：可选取百会、关元、肾俞、太溪、气海、听宫穴，用补法，可灸。

（2）肝阳头痛

证候：头痛而眩，心烦易怒，睡眠不宁，面红目赤，泛恶口苦，或胁肋疼痛，舌红苔黄，脉弦有力，或舌红苔少，脉弦细滑。

证候分析：诸风掉眩，皆属于肝。肝阴不足，肝阳亢盛，风阳上扰头目，故头痛而眩；肝火偏亢，上扰心神，致心烦易怒，睡眠不宁；肝开窍于目，肝阳偏亢，故见面红目赤；肝胆之气横逆，胃失和降，故出现泛恶口苦；胁为肝之分野，肝火内郁，故胁痛；舌红苔黄、脉弦有力为肝火偏旺之征；舌红少苔、脉弦细滑则为阴虚阳亢之象。

治法：平肝潜阳。

方药：天麻钩藤饮（天麻、钩藤、石决明、川牛膝、桑寄生、杜仲、山栀、黄芩、益母草、朱茯神、夜交藤）加减。若肝肾阴虚明显者，可酌加何首乌、枸杞子、旱莲草。

邓老在诊治头痛方面有着丰富的经验和独到的见解。他认为头痛的病因多端，涉及脏腑经络功能失调，强调治疗应从整体出发，结合具体症状进行辨证施治。

这些病案展示了邓老治疗头痛的临床经验，他根据不同的病因病机，制定了个性化的治疗方案，结合了中药汤剂、针灸推拿等多种中医治疗方法，内外结合，取得了显著的治疗效果。邓老在临床中善于运用"引经药"。头为诸阳之会，手足三阳经均循头面，厥阴经也上会于巅顶，因此头痛可根据疼痛的部位，结合经络分布及走向进行辨证。如太阳头痛，多在头后部，下连及项，选用羌活、蔓荆子、川芎；阳明头痛，多在前额，连及眉棱，选用葛根、白芷、知母；少阳头痛多在两侧，连及耳部，选用柴胡、黄芩、川芎；厥阴头痛，多在巅顶，连及目系，选用藁本、吴茱萸。同时，邓老还注重患者的日常调护和健康教育，帮助患者更好地恢复健康。

四、不　寐

案例1

患者，男，67岁，成都温江人，2023年4月就诊。

主诉：重度失眠3年余。

现病史：每日下午4点开始心烦、焦虑，口臭，干呕有痰，身体疲乏无力，口不渴。中医望闻切诊：面色晦暗，面斑，舌淡苔白腻，脉沉微。

中医诊断：不寐——胆郁痰扰。

中药处方：黑顺片15 g（先煎1小时），干姜15 g，甘草15 g，龙骨30 g，牡蛎30 g，陈皮10 g，茯苓30 g，白术15 g。

服药5剂即大效，用药月余，诸症悉平。

案例2

患者，女，65岁。

主诉：睡眠困难，睡后多梦加重半月余。

现病史：患者睡眠困难，睡后多梦多年，半月前加重，表现为睡眠差，难以入睡，噩梦多，时有心烦焦虑，伴胸闷，纳可，二便调。中医望闻切诊情况：脉沉弦，舌淡红，苔薄白，舌下脉络瘀血，面色萎黄。

中医诊断：不寐——心血虚、肝郁气滞。

治疗上予中药处方：当归15g，远志20g，白芍20g，柴胡15g，茯苓30g，炙甘草15g，白术20g，薄荷15g，党参15g，牡丹皮15g，炒栀子15g，淡豆豉10g，薤白10g，石菖蒲20g，郁金20g，合欢花15g，6剂，水煎服，每天1剂，每日3次，饭后服。患者1周后就诊诉症状明显缓解。

按语： 不寐亦称"失眠""不得眠""不得卧"，是以经常不能获得正常睡眠为特征的一类病症。多为情志所伤、饮食不节、劳逸失度、久病体虚等因素引起脏腑机能紊乱，气血失和，阴阳失调，阳不入阴而发病。病位在心，涉及肝胆脾胃肾，病性虚实夹杂，治疗以补虚泻实、调整脏腑阴阳为原则。不寐的证情轻重不一，轻者有入寐困难，有寐而易醒，有醒后不能再寐，亦有时寐时醒等，严重者则整夜不能入寐。早在《素问·逆调论》中，就有"胃不和则卧不安"的记载。在《金匮要略·血痹虚劳病》中，亦有"虚劳虚烦不得眠"的论述。《景岳全书·不寐》进一步对形成不寐的原因作了精辟的分析："不寐证虽病有不一，然唯知邪正二字则尽之矣。盖寐本乎阴，神其主也。神安则寐，神不安则不寐；其所以不安者，一由邪气之扰，一由营气之不足耳。有邪者多实，无邪者皆虚。"不寐一证，既可单独出现，也可与头痛、眩晕、心悸、健忘等证同时出现。

形成不寐的原因很多，思虑劳倦，内伤心脾，阳不交阴，心肾不交，阴虚火旺，肝阳扰动，心胆气虚以及胃中不和等因素，均可影响心神而导致不寐。

不寐可分为以下几种证型进行药针结合治疗：

1.肝气郁结型

柴胡疏肝散和逍遥丸加减。肝主疏泄，体阴而用阳，脾主运化，与肝的疏泄功能息息相关，两者相互影响，故治疗此类患者需疏肝健脾同时进行。与此同时，对于接受针灸治疗的患者还可以选取"夹脊、四关、足三里、关元"等腧穴畅达气机、补益脾胃。

2.胆郁痰扰型

黄连温胆汤加减。此类患者心烦不寐，胸脘痞闷，泛酸嗳气，易惊，做噩梦，或伴见消谷善饥，舌红、苔黄腻，此为有胃热。如果胃灼热泛酸伴见脚凉，可配伍交泰丸。

3.心脾两虚型

归脾汤加减。此类患者不易入睡，多梦易醒，心悸健忘，神疲食少，伴头晕目眩，四肢倦怠，腹胀便溏，面色少华，舌淡苔薄，脉细无力。若患者湿气较重，脾胃容易胀气，则不用黄芪。

4.心肾不交型

六味地黄丸合交泰丸加减。此类患者心悸多梦伴有头晕耳鸣，腰膝酸软，潮热盗汗，五心烦热，咽干少津，男子遗精，女子月经不调，舌红少苔，脉细数。对于上部热、下部偏凉的患者需引火归元，除了中药黄连、肉桂外，针照海，灸涌泉、太溪、复溜也有异曲同工之妙。

5.脾肾两虚型

金匮肾气丸加减。此类患者大多处于围绝经期，大多既怕冷又怕热，上热下寒，月经量少。若潮热盗汗可加知母、黄柏，月经量少可加山茱萸。

邓老认为，不寐的原因很多，但总是与心脾肝肾及阴血不足有关，其病理变化，总属阳盛阴衰，阴阳失交。因为血之来源，由水谷之精微所化。上奉于心，则心得所养；受藏于肝，则肝体柔和；统摄于脾，则生化不息；调节有度，化而为精，内藏于肾，肾精上承于心，心气下交于肾，则神志安宁。若暴怒、思虑、忧郁、劳倦等伤及诸脏，精血内耗，彼此影响，每多形成顽固性不寐。所以，不寐之证，虚者尤多。临床辨证，首先要明确本病主要特征为入寐艰难，或寐而不酣，或时寐时醒，或醒后不能再寐，或整夜不能入寐。其次要分清虚实。虚证多属阴血不足，责在心脾肝肾。实证多因肝郁化火，食滞痰浊，胃腑不和。在治疗上当以补虚泻实、调整阴阳为原则。虚者宜补其不足，益气养血，滋补肝肾；实者宜泻其有余，消滞和中，清火化痰。实证日久，气血耗伤，亦可转为虚证。虚实夹杂者，应补泻兼顾为治。

案例1中患者疲乏无力，脉沉微，阳虚明显；干呕有痰，苔白腻，痰湿之象；至于口臭及每日下午4点开始心烦、焦虑，结合脉象应为阳虚至极，虚阳外越之象，切不可认为是实热证。故用四逆汤，温阳气，扶正气，加龙骨、牡蛎温潜阳气，安神定志，佐以陈皮、茯苓、白术健脾化痰除湿。全方对应了"阳虚，虚阳外越兼有痰湿"的病机，又方证对应，故显捷效。案例2中患者思虑过多，损耗阴血，致使心血亏虚，肝气郁结，以致郁而化火，致失眠多梦，心情烦躁，胸闷气短。选用逍遥散合菖蒲郁金汤为主方以疏肝解郁，调和肝脾，石菖蒲、远志、茯苓、党参合用以安神定志。

不寐是常见的病症，一般经过适当治疗再辅以体育锻炼，预后良好。但严重的失眠常给生活和工作带来影响，尤其是长期严重的失眠常引起焦虑、抑郁等的发生，甚至引起自杀，因此对于失眠应该积极及早治疗。入睡前应稳定情绪，放松肌张力，调整室内环境，控制噪声（一般不宜超过60 dB），食用有助于睡眠的食物，如高蛋白类、含钙的食品等。

五、面　瘫

案例1

患者，男，37岁。

周围神经性面瘫1年，脱发4年，面色萎黄，痤疮，精神欠佳，汗黏腻，大便黏腻，小便通调，咳嗽黄痰。中医望闻问切诊：舌质淡红，边尖齿痕，舌向右侧歪斜，舌下脉络瘀血，脉细微。治疗上予：①针刺阳白、颧髎、颊车、地仓、翳风、合谷穴，留针30分钟。②穴位贴敷法：太阳、阳白、颧髎、地仓、颊车，将马钱子，取0.3～0.6g，撒于胶布上，然后贴于穴位处，5～7日换药1次。③中药口服：白芷15g，羌活10g，独活10g，麸炒僵蚕10g，蜜麻黄10g，细辛5g，法半夏15g，桔梗15g，炙甘草15g，茯苓20g，马齿苋20g，荷叶15g，广藿香15g，炒牛蒡子20g，党参段30g，炙黄芪20g，6剂，每天1剂，每日3次。1周后患者症状减轻，继续治疗1月，患者症状明显好转。

案例2

患者周某，女，64岁。初诊日期：2021年7月21日。

主诉：左侧口眼㖞斜3天。

现病史：3天前因夜晚睡觉未关窗户，晚间感受风寒，次日晨起感到左侧头面部寒凉、麻木，刷牙时漏水，进食时感到食物滞留于左侧齿颊间，左侧眼睛多泪，闭合不全，面部喝斜。2天前到成都市某医院检查，行头颅CT，未见明显异常。现左侧面部肿胀，左侧额纹及鼻唇沟消失，左侧口角下垂，鼓腮漏气。舌淡，苔白腻，脉浮缓。

中医诊断：面瘫。

证型：风寒侵袭。

治则：祛风散寒，温经通络。

处方：阳白、太阳、下关、迎香、颊车、地仓、合谷、风池。

操作：以轻刺、浅刺为主，手法不宜过重，每日1次，留针25分钟，面部加TDP灯照射。

二诊（2022年7月28日）：经上述方法治疗后，患者自感多泪症状消失，面部肿胀减轻，额纹、鼻唇沟略微显现，鼓腮漏气减轻，自觉面部较前舒适。

三诊（2022年8月5日）：面瘫进展期已过，改用地仓透颊车，手法平补平泻，不宜过重，余穴同前。

四诊（2022年8月15日）：患者自觉面部轻松有力，食物在口腔内滞留感消失，额纹、鼻唇沟显现，鼓腮无漏气。面部肿胀消失，病愈。

半年后随访一切正常。

案例3

患者李某，女，60岁。初诊日期：2021年6月30日。

主诉：左侧面瘫2个多月。

现病史：患者发病前2天因家庭琐事生气，当日午觉醒来后感到咽喉、耳后部位疼痛难忍，自行服用消炎药后未见好转，第二天晨起感到左侧面部发热，伴胀痛感，刷牙漏水。在某医院诊断为面瘫，针灸治疗2个多月，未见明显好转来诊。现症见：面部肿胀、㖞斜，鼻唇沟消失，口角下垂，左侧眼睛无法闭合，鼓腮漏气。舌红，苔黄，脉弦数。

中医诊断：面瘫。

证型：肝郁化火。

治则：疏肝清热，活血通络。

处方：颊车、地仓、太阳、风池、率谷、曲池、外关、合谷、太冲、期门、三阴交。

操作：地仓、颊车采用透刺法，面部腧穴采用平补平泻法，肢体远端穴位行泻法，留针25分钟，每日1次，10次为1个疗程，疗程间休息3日。

二诊（2021年7月12日）：患者症状明显好转，面部发热感消失，胀痛感减轻，口角、鼻唇沟未见明显改善，刷牙漏水未改善，继续上法治疗。

三诊（2021年7月25日）：患者又治疗10次后，病情进一步改善，疼痛感消失，口角、鼻唇沟明显恢复，左侧眼睛闭合仍不全，鼓腮漏气减轻，舌红瘦，少苔，脉细数，加太溪以滋阴降火。

四诊（2021年8月15日）：经过近一个半月的治疗，患者诸症消失，继续巩固5次后停针。3个月后随访已告痊愈。

按语：面瘫是以口角向一侧㖞斜、眼睑闭合不全为主症的病证，又称为"口眼㖞斜"。发病特点：本病可发生于任何年龄，无明显的季节性，发病急，多见一侧面部发病。其发生常与劳作过度、正气不足、风寒或风热乘虚而入等因素有关。本病病位在面部，与少阳、阳明经筋相关。基本病机为经气痹阻，经筋功能失调。本病多指西医学的周围性面神经麻痹，最常见于贝尔麻痹。

面瘫可分为以下几种证型：

（1）风寒证：发病时面部有受凉史，舌淡，苔薄白，为风寒证。

（2）风热证：继发于感冒发热，舌红，苔薄黄。

（3）气血不足：病程较长，可伴肢体倦怠无力，面色淡白，头晕等。

1.基本治疗

治法：祛风通络，疏调经筋。以手足阳明经穴为主。

主穴：阳白、颧髎、颊车、地仓、翳风、合谷。

配穴。

①风寒证：配风池、列缺；

②风热证：配外关、曲池；

③气血不足：配足三里、气海；

④人中沟㖞斜：配水沟；

⑤鼻唇沟浅：配迎香；

⑥颏唇沟㖞斜：配承浆；

⑦舌麻、味觉减退：配廉泉；

⑧目合困难：配攒竹、昆仑；

⑨流泪：配承泣；

⑩听觉过敏：配听宫、中渚。

方义。

①阳白、颧髎、地仓、颊车、翳风：可疏调面部经筋，活血通络；

②合谷：为循经远部选穴，取"面口合谷收"之意。

操作：在急性期面部穴位手法宜轻，针刺宜浅，取穴宜少，肢体远端的腧穴手法宜重。

2.其他治疗

（1）皮肤针法：阳白、颧髎、地仓、颊车。皮肤针叩刺，以局部潮红为度，每日或隔日1次，适用于恢复期。

（2）刺络拔罐法：阳白、颧髎、地仓、颊车。三棱针点刺，拔罐，每周2次。

（3）穴位贴敷法：太阳、阳白、颧髎、地仓、颊车，将马钱子锉成粉末，取0.3～0.6 g，撒于胶布上，然后贴于穴位处，5～7日换药1次。或用蓖麻仁捣烂加少许麝香，取绿豆大一粒，贴敷穴位上，每隔3～5日更换1次。或用白附子研细末，加少许冰片做面饼，穴位贴敷，每日1次。

邓老认为，当遇到面瘫病人，应该首先分清病人是中枢性面瘫，还是周围神经性面瘫。中枢性面瘫是面下部肌肉出现瘫痪，周围性面瘫则是整个同侧的面肌都发生瘫痪。案例1中四诊合参，患者为痰湿郁络，导致经络闭阻，方中用羌活、独活除痹止痛，炒僵蚕祛瘀通络，当病灶在上部时，可以用桔梗将药物的药效往上引。后面两例，虽然都是老年人，但两人体质、病情不同，发病原因不一样，故治疗原则及取穴各异。案例2患者为老年女性，体态较胖，素体气血虚弱，复感风寒之邪，外邪乘虚而入，经气闭阻，面部经筋失于濡养，筋肉失于约束，以致筋肌弛缓不收。故治疗取患侧面部穴位，以疏通面部气血，舒筋缓急，取手阳明之原穴合谷配足少阳胆经之风池，疏风散寒解表，以宣通气血，诸穴合用，使风寒得散，筋脉得舒，且患者病程较短，疾病得以痊愈。案例3患者因家庭琐事生气，肝气郁结，气郁化火，热邪乘虚上扰，又因其体态较瘦，体质多阴虚火旺，热邪互结，耗伤阴血，面部筋肉失去濡养而致筋肌弛缓不收。方中仍取面部穴位以疏通面部之经络气血，舒缓筋肌，尤其用地仓透颊车，可以增强疏通面部气血的作用，对改善口角㖞斜、面颊无力具有良好的作用，曲池、风池、外关清热祛风通络，太冲、期门疏肝理气解郁，合谷、三阴交活血通络，加用太溪滋阴降火清热。诸穴合用，清热疏肝，活血通络，则病自愈。

　　针灸治疗周围神经性面瘫有很好的疗效，可作为首选方法。部分患者病程迁延日久，可因瘫痪肌肉出现挛缩，口角反牵向患侧，甚则出现面肌痉挛，形成"倒错"现象，为面神经麻痹后遗症，疗效较差。周围神经性面瘫的预后与面神经的损伤程度密切相关，肌电图可作为判断面神经损伤程度的辅助检查。一般而言，由无菌性炎症导致的面瘫预后较好，而由病毒等感染所致的面瘫（如亨特面瘫）预后较差。如果3个月至半年不能恢复，多留有后遗症。临床注意与中枢性面瘫相鉴别。治疗期间应避免面部受寒，眼睑闭合不全者可戴眼罩防护，或使用眼药水治疗，以防感染。

六、咳 嗽

案例1

何某某，6岁5个月，2024年1月11日初诊。

患者家长代诉患者1天前吹风后感冒，昨日发热，今已退热，咳嗽明显，喉间有痰，纳差，平素鼻塞，腹痛，二便调。望闻切诊：右脉滑，左脉弦滑，苔白厚腻，舌下脉络瘀血。诊断：咳嗽。辨证：肺失清肃、中焦痞塞。治疗：①穴位敷贴，涌泉、大椎、膻中、中脘、神阙、关元、命门、双天枢。②浴足，艾叶2 g，徐长卿1 g，红花0.5 g，干姜0.5 g，花椒1 g，每次1剂，每天睡前1次。③中药口服，桔梗10 g，麸炒白术15 g，苍术10 g，陈皮10 g，化橘红15 g，厚朴15 g，法半夏10 g，茯苓20 g，半夏曲15 g，白芷10 g，鸡内金20 g，炒麦芽20 g，炒莱菔子20 g，净山楂15 g，焦山楂20 g，川贝母10 g，马齿苋20 g，共3剂，每天1剂。

二诊：治疗3天后，患者家长代述，精神状态及胃口较前明显好转，咳嗽减轻，喉间痰较前减少，故治疗方案中穴位敷贴在原基础上加以双侧足三里。中药在原方基础上加予红花5 g，车前子30 g，泽泻20 g。继续上述方案治疗3天后，患者症状基本消失。

案例2

李某，23岁，女，2024年2月27日初诊。

患者1月前出现发热、咳嗽，目前仍时有咳嗽，偶有胸闷，痰多，色白，肠胃易胀气，小便可，大便难。望闻切诊：右脉滑，左脉弦，舌质红，苔白腻，舌下脉络瘀血。诊断：咳嗽。辨证：肺失清肃，痰阻中焦。治疗：①针刺，肺俞、合谷、列缺、风池、风门、足三里、阴陵泉、丰隆、膻中穴。②浴足，艾叶2g，红花0.5g，干姜0.5g，花椒1g，每次一剂，每天睡前一次。③中药口服，桔梗10g，炒苦杏仁5g，前胡5g，建曲10g，炒鸡内金10g，辛夷5g，酒黄芩5g，冬瓜子30g，枳实10g，麸炒白术15g，陈皮10g，厚朴15g，法半夏10g，茯苓20g，川贝母10g，共3剂，每天1剂。

二诊：治疗3天后，咳嗽稍减轻，痰较前减少，胃肠胀气、便秘较前明显缓解，故继续予针刺治疗，并加血海、中脘穴。中药在原方基础上减去炒鸡内金、辛夷，加泽泻20g。继续以上方案治疗3天后，患者症状明显缓解。

案例3

张某某，83岁，女，2024年4月10日初诊。

患者诉长期咽痒咳嗽，痰多难咯，夜间明显，大小便可。望闻切诊：右脉弦滑，左脉弦涩，舌暗红，苔薄白。诊断：咳嗽。辨证：痰湿蕴肺。治疗：①针刺，肺俞、定喘、合谷、列缺、足三里、阴陵泉、丰隆、三阴交、膻中。②浴足，艾叶2g，红花0.5g，干姜0.5g，花椒1g，每次一剂，每天睡前1次。③中药口服，鸡血藤20g，佛手15g，枳壳15g，黄芩15g，姜黄20g，苍术15g，白术（生）15g，枇杷叶20g，桔梗15g，法半夏15g，厚朴15g，前胡15g，川贝母12g，甘草12g，陈皮15g，丝瓜络20g，橘络20g，川芎15g，羌活15g，共6剂，每天1剂。④穴位敷贴，涌泉、大椎、膻中、神阙、关元、命门。

二诊：治疗6天后，咳嗽稍减轻，痰较之前减少。治疗基本同前，中药加红花15g，泽泻15g继续治疗。1周后患者症状明显缓解。

案例4

谢某某，女，65岁。

反复咳嗽，甚则咳逆上气4年，尤以入夜为重，痰鸣气粗，张口抬肩，喘息不得卧，食少纳呆，精神委顿。颜面及下肢浮肿，按之凹陷，唇舌紫，小便少，大便溏而不爽。舌体胖，苔中心厚腻，脉沉紧。常以西药治疗缓解，近年来，西药治疗已无效。遂改用中药治疗，开初3月有效，继之亦无效。此属脾肾阳虚、痰饮犯肺所致。遂用余氏滚针温补法，以尖锐型滚针滚刺足少阴肾经、足太阴脾经，补肾壮阳，温运脾阳，纳气归根，涤痰消饮；用滚针泻法，以尖锐型滚针滚刺手太阴肺经，祛痰肃肺。每日施治1次，经治半月，诸症明显减轻。后改用圆锐型滚针如法连续施治2月，诸症皆愈。随访2年未见复发。

按语：咳嗽是指外感或内伤等因素，导致肺失宣肃，肺气上逆，冲击气道，发出咳声或伴咯痰为临床特征的一种病证。其中有声无痰称为咳，有痰无声称为嗽，有痰有声谓之咳嗽。临床上一般痰声并见，很难截然分开，故通常以咳嗽并称。

《黄帝内经》对咳嗽的成因、症状及证候分类、证候转归及治疗等问题已作了较系统的论述，阐述了气候变化、六气影响及肺可以致咳嗽，如《素问·宣明五气》说："五气所病……肺为咳。"《素问·咳论》更是有一篇论述咳嗽的专篇，指出"五脏六腑皆令人咳，非独肺也"，强调了肺脏受邪以及脏腑功能失调均能导致咳嗽的发生。对咳嗽的症状按脏腑进行分类，分为肺咳、心咳、胃咳、膀胱咳等，并指出了证候转归和治疗原则。汉代张仲景所著《伤寒论》《金匮要略》不仅拟出了不少治疗咳嗽行之有效的方剂，还体现了对咳嗽进行辨证论治的思想。隋代《诸病源候论·咳嗽候》在《黄帝内经》脏腑咳的基础上，又论述了风咳、寒咳等不同咳嗽的临床证候。唐宋时期，如《千金要方》《外台秘要》《和剂局方》等收集了许多治疗咳嗽的方剂。明代《景岳全书》将咳嗽分为外感、内伤两类，《明医杂著》指出咳嗽"治法须分新久虚实"，至此咳嗽的理论渐趋完善，切合临床实际。

西医学的上呼吸道感染、支气管炎、支气管扩张、肺炎等以咳嗽为主症者可参考本病证进行辨证论治，其他疾病兼见咳嗽者，可与本病证联系互参。

咳嗽的病因病机，无外乎外感六淫之邪，内伤饮食、情志等因素致脏腑功能失调，内生病邪，致肺气不清，失于宣肃，迫气上逆而作咳。

临证咳嗽一病（症），明辨外伤、内感及虚实尤为重要。外感咳嗽，多为新病，起病急，病程短，常伴肺卫表证。内伤咳嗽，多为久病，常反复发作，病程长，可伴其他脏腑兼证。外感咳嗽以风寒、风热为主，均属实，而内伤咳嗽中的痰湿、痰热、肝火多为邪实正虚，阴津亏耗咳嗽则属虚证，或虚中夹实。另外，咳声响亮者多实证，咳声低怯者多虚证；脉有力者属实，脉无力者属虚。

咳嗽常见临床证型以风寒袭肺、风热犯肺、痰湿蕴肺、痰热郁肺、肝火犯肺、肺阴亏耗等为主。相应治法为疏风散寒、疏风清热、清热化痰、清泄肝火等，兼具宣肃肺气。肺阴亏虚则以滋阴润肺法。中药内服代表方如三拗汤合止嗽散加减、桑菊饮加减、二陈汤合三子养亲汤加减、清金化痰汤加减、黛蛤散合黄芩泻白散加减、沙参麦冬汤等。针灸或穴位敷贴治疗可酌选肺俞、合谷、列缺、风池、风门、大椎、曲池、外关、中脘、足三里、阴陵泉、鱼际、丰隆、行间、期门、太冲、太溪、膏肓、三阴交、定喘、膻中，咯血可加用孔最穴，热甚可酌选大椎、曲池、少商刺络放血。其他如拔罐、耳针、穴位注射等也可采用。

邓老认为，肺失宣降是咳嗽的主要病机，宣降肺气则是咳嗽的基本治法。"肺为贮痰之器"，咳嗽咯痰，往往如影相随，化痰也属常法。"脾为生痰之源"，健脾理中常不可缺。故案例1中，患者年仅6岁余，听其所述、观其舌脉，度其病由，恐素饮食欠节、中焦痞塞、痰浊中生、上犯于肺、肺失宣降而咳嗽。其症喉间痰声明显，舌象可见苔白厚腻，脉象可见弦滑可定。中医证型为肺失清肃、中焦痞塞，选用二陈汤合半夏厚朴汤为主方加减化裁；方中半夏辛温性燥，善能燥湿化痰，且能和胃降逆，为君药。橘红、陈皮同用，既可理气行滞，又能燥湿化痰。佐以茯苓、厚朴健脾渗湿，渗湿以助化痰之力，健脾以杜生痰之源。白术、苍术共用，以助燥湿健脾之功。加以桔梗通宣肺气，祛痰排脓，川贝母清热润肺，化痰止咳。方中多选用健脾祛湿之药，以求治病求本，佐以止咳化痰的肺经药，起到引经止咳之功效。复诊时，患者症状减轻，邓老在穴位的选择上加用足三里，进一步起到养护脾胃的作用，而在中药的化裁中加用红花，主要是因为担心病邪流连，以期活血化瘀之效，加用车前子、泽泻用以利水渗湿，通下焦而利上窍，以此来加强化痰之力。内外合治，起到止咳平喘、祛湿化痰之效。小儿难以配合针灸外治，故选取中脘、神阙、关元、天枢等足阳明胃经、任脉的穴位以敷贴，以顾护胃气。二诊患者咳嗽减轻、胃纳转强。微调方药、贴敷穴点。

案例 2 中，患者已咳嗽一个多月，故治疗时应考虑其病位不止在上焦。患者除了咳嗽的症状，同时也出现肠胃易胀气、便秘等中下焦症状，故邓老强调咳嗽病的治疗过程中也要注重保护患者胃气，留得一分胃气，便有一分生机，中药中应用白术、茯苓健脾益气，法半夏、厚朴健脾渗湿，桔梗、枳实同用，加强理气之功，冬瓜子药食同源，剂量可稍微大，既可以润肺止咳，又可以利水，引热邪从小便排出。复诊时患者胃肠症状明显减轻，但咳嗽、咯痰症状仍在，故加泽泻以增强祛湿利水之功。治疗过程中针刺与中药相配合，共奏化痰止咳之功。

案例3为老年患者，长期咳嗽咯痰，从西医角度来看，患有慢性支气管炎。《素问·咳论》说："久咳不已，则三焦受之，三焦咳状，咳而腹满，不欲食饮。"故邓老在治疗慢性咳嗽时，比较重视三焦同治，强调咳嗽与五脏六腑之关系。治疗上针刺穴位不仅选用肺俞、定喘、膻中等近端穴位以化痰止咳，同时选用足三里、阴陵泉、丰隆等脾胃经的穴位以化伏痰。同时采用穴位敷贴的方法，选用涌泉、关元、命门等穴以温阳益气固本，同时针灸可以进一步增加疗效。中药则选用半夏、厚朴、白术、陈皮等药化痰祛湿，因久病必瘀，故同时佐以川芎以活血化瘀。治疗过程较长，但疗效较好。

案例4为邓老20世纪80年代治疗的患者，患者为老年病患，长期咳嗽，甚至咳逆上气，喘息不得卧，颜面及下肢浮肿。邓老采用余氏滚针温补法，以尖锐型滚针滚刺足少阴肾经、足太阴脾经，补肾壮阳，温运脾阳，纳气归根，涤痰消饮；用滚针泻法以尖锐型滚针滚刺手太阴肺经以祛痰肃肺。余氏滚针系成都中医学院针灸专家余仲权教授精心研究《灵枢·官针》篇所载"毛刺""半刺"诸刺法而创制的一种针具。余氏滚针术乃据其数十年中医教学心得和针灸临床工作经验，再结合"经脉所过、主治所及"和"宁失其穴、勿失其经"的针刺治疗原则而发明的一种针刺术。邓老以此术应用于临床，疗效甚佳。

治疗咳嗽病过程中应注意，内伤咳嗽病程较长，易反复发作，应坚持长久治疗。急性发作时宜标本兼顾；缓解期须从调整肺、脾、肾三脏功能入手，重在治本。本病若出现高热、咯吐浓痰、胸闷喘促气短等重症时，应采用综合治疗措施。咳嗽发作时应注意休息，谨防病情加重。平时注意锻炼身体，增强体质，提升机体防御疾病的能力及对环境的适应能力。

七、胃　痛

案例1

患者，女，37岁，2023年9月初诊。

患者6个月前开始出现饭后胃胀，反酸，食管灼热感，半个月前开始加重，未做治疗，大便2日1次，大便细短，寐差，多梦，月经对时，末次月经8月25日。白带正常。既往史：磺胺过敏史。望闻切诊：左脉弦涩，右脉细涩。面色萎黄，面斑，舌质淡红，边尖齿痕，苔黄厚腻，舌下脉络瘀血。诊断：胃痛——湿浊阻滞三焦。治疗：①针刺，平补平泻法，足三里、手三里、天枢（双）、大横（双）、上脘、中脘、下脘，30分钟。②拔罐疗法，腹部留罐10分钟。③中药口服，桔梗20 g，陈皮30 g，龙胆草20 g，黄芩片15 g，醋北柴胡20 g，当归20 g，川芎30 g，白芍20 g，茯苓50 g，麸炒白术30 g，薄荷20 g，牡丹皮20 g，栀子20 g，淡豆豉30 g，车前子30 g，川木通20 g，鸡血藤30 g，瞿麦20 g，滑石粉60 g，合欢花20 g，三七粉30 g，阿胶珠20 g，干益母草30 g，佛手20 g，女贞子30 g，墨旱莲30 g，桑葚30 g，马齿苋50 g。3剂，日1剂，1日3次，每次180 mL。

二诊：治疗3天后复诊，患者胃胀、反酸较前减轻，睡眠明显好转，中药予减合欢花。针刺穴位上加血海以活血化瘀，余中药及治疗同前。继续上述方案治疗6天后，患者症状明显减轻。

案例2

患者，男，45岁，2023年11月10日初诊。

患者1周前出现胃痛，右肝区偶有紧绷感，偶有胸闷、视物模糊，纳可，寐可，二便通调。望闻切诊：左脉濡，右脉弦。舌质淡红，边尖齿痕，舌下脉络瘀阻，舌中心苔黄厚。既往有慢性咽炎、高脂血症病史。诊断：胃痛——肝气犯胃。治疗：①针刺予以足三里、中脘、太冲、期门、膻中、建里，30分钟。②拔罐疗法，腹部留罐10分钟。③中药口服，炒青葙子20 g，北柴胡20 g，石决明30 g，赤芍15 g，炒山栀仁20 g，木贼20 g，荆芥20 g，羌活20 g，醋延胡索20 g，三七粉30 g，红花20 g，炒桃仁20 g，白芷20 g，薏苡仁30 g，盐泽泻30 g，醋香附20 g，炒鸡内金30 g，马齿苋30 g。3剂，日1剂，1日3次，每次180 mL。

二诊：治疗3天后复诊，患者胃痛及胁部疼痛明显较前减轻，继续上述方案治疗3天后，患者症状基本消失。

按语：胃痛，又称胃脘痛，是由于胃气阻滞，胃络瘀阻，胃失所养导致的以上腹胃脘部发生疼痛为主症的一种脾胃肠病证。

古典医籍中对本病的论述始见于《黄帝内经》。如《素问·六元正纪大论》谓："木郁之发……民病胃脘当心而痛，上支两胁，膈咽不痛，食饮不下。"《素问·至真要大论》也说："厥阴司天，风淫所胜，民病胃脘当心而痛。"说明胃痛与木气偏胜、肝胃失和有关。《素问·举痛论》还阐发了寒邪入侵，引起气血壅滞不通而作胃痛的机理。《济生方·腹痛门》对胃痛的病因作了较全面的论述：九种心痛"名虽不同，而其所致皆因外感，内伤七情，或饮啖生冷果实之类，使邪气搏于正气，邪正交击，气道闭塞，郁于中焦，遂成心痛"。《和剂局方》《太平圣惠方》《圣济总录》等书，采集了大量医方，其治胃痛，多用辛燥理气之药。金元时期《兰室秘藏·卷二》立"胃脘痛"一门，论其病机，则多系饮食劳倦而致脾胃之虚，又为寒邪所伤导致。论其治法，大旨不外益气、温中、理气、和胃等。《丹溪心法·心脾痛》谓："大凡心膈之痛，须分新久，若明知身受寒气，口食寒物而得病者，于初得之时，当与温散或温利之药；若曰病之稍久则成郁，久郁则蒸热，热久必生火……"胃痛亦有属热之说，至丹溪而畅明。其后《景岳全书·心腹痛》

对胃痛的病因病机、辨证论治进行了较为系统的总结。清代《临证指南医案·胃脘痛》的"久痛入络"之说，《医林改错》《血证论》对瘀血滞于中焦、胀满刺痛者，采用血府逐瘀汤治疗，对胃痛的治疗都作出了独特的贡献。

胃痛的病因主要有外感寒邪，饮食所伤，情志不遂，脾胃虚弱等。本病的病位在胃，与肝脾关系密切，也与胆肾有关。胃痛的基本病机为胃气阻滞，胃络瘀阻，胃失所养，不通则痛。胃痛的辨证要点主要在辨寒热、辨虚实、辨气血等。

胃痛可分为以下几种证型进行针药结合治疗：

1. 寒邪客胃

症状：胃痛暴作，甚则拘急作痛，得热痛减，遇寒痛增，口淡不渴，或喜热饮，苔薄白，脉弦紧。

治法：温胃散寒，行气止痛。

处方：中脘、足三里、内关、公孙、胃俞穴。痛甚者加梁丘穴。针用泻法，可加灸。

方药：良附丸加减。

2. 饮食积滞

症状：暴饮暴食，胃脘疼痛，胀满不消，疼痛拒按，得食更甚，嗳腐吞酸，或呕吐，其味腐臭，吐后痛减，不思饮食或厌食，大便不爽，得矢气及便后稍舒，舌苔厚腻，脉滑有力。

治法：消食导滞，和胃止痛。

处方：天枢、足三里、内关、里内庭、下脘穴。胃脘胀痛、苔厚腻加阴陵泉。针用泻法。

方药：保和丸加减。

3.肝气犯胃

症状：胃脘胀满，脘痛连胁，胸闷嗳气，喜长叹息，大便不畅，得嗳气、矢气则舒，遇烦恼郁怒则痛作或痛甚，苔薄白，脉弦。

治法：疏肝理气，和胃止痛。

处方：足三里、中脘、太冲、期门穴。嗳气甚者加内关、膻中穴。针用泻法。

方药：柴胡疏肝散加减。

4.瘀血停滞

症状：胃脘疼痛，痛如针刺刀割，痛有定处，按之痛甚，食后加剧，入夜尤甚，或见吐血、黑便，舌质紫暗或有瘀斑，脉涩。

治法：活血化瘀，理气止痛。

处方：中脘、足三里、内关、膈俞、期门、公孙、三阴交穴。针用泻法。

方药：失笑散合丹参饮。

5.胃阴亏虚

症状：胃脘隐隐灼痛，似饥而不欲食，口燥咽干，口渴思饮，消瘦乏力，大便干结，舌红少津或光剥无苔，脉细数。

治法：养阴益胃，和中止痛。

处方：中脘、内关、公孙、关元、三阴交、内庭穴。针用补法。

方药：益胃汤合芍药甘草汤。

6.脾胃虚寒

症状：胃痛隐隐，绵绵不休，冷痛不适，喜温喜按，空腹痛甚，得食则缓，劳累或食冷或受凉后疼痛发作或加重，泛吐清水，食少，神疲乏力，手足不温，大便溏薄，舌淡苔白，脉虚弱。

治法：温中健脾，和胃止痛。

处方：脾俞、胃俞、章门、中脘、内关、公孙、关元穴。针用补法加灸。

胃痛还可以采用以下中医治疗方案。

（1）穴位按压（指针）：至阳、灵台。

（2）耳针：取胃、肝、下脚端、神门、脑、膈（恶心呕吐）、胰、胆（消化不良）。每次取2~3穴，捻转强刺激，留针20~30分钟。适用于胃神经症。

（3）拔罐：取中脘、天枢、关元、脾俞、胃俞、肝俞、至阳等穴。

（4）穴位注射：取中脘、足三里、脾俞、胃俞。用黄芪注射液，每次取 1～2 穴，每穴注入药液 0.5 mL，选穴由上而下依次轮换。隔日 1 次。适用于虚证。

邓老认为胃痛的基本病机为胃气阻滞，胃络瘀阻，胃失所养，不通则痛。案例 1 的患者病程较长，病情顽固。根据"久病气虚致瘀""寒凝血瘀"等理论，本病多属虚寒夹瘀，治疗关键为温通化瘀。胃痛病变在胃，因脾胃两经相表里互为络属，肝脉夹胃而行，故本病机与肝、脾、胃息息相关。取天枢、大横健脾和胃；取上、中、下脘健运脾胃；取血海活血化瘀；取足三里、手三里疏通胃气、消痞满。诸穴相合具有健脾和胃、理气化瘀等功效。中药方剂以柴胡舒肝散加减。方中柴胡、白芍疏肝解郁，川芎、鸡血藤、三七活血化瘀，陈皮、桔梗、甘草理气和中，茯苓健脾益气，诸药合用共奏疏肝理气、和胃止痛之效。患者舌红苔黄厚腻，中上焦热象明显，故予栀子、丹皮、龙胆草清热燥湿。患者脉细，面色萎黄，考虑下焦偏虚，故予女贞子、墨旱莲滋阴补肾，患者睡眠较差，故加合欢花改善睡眠。

案例 2 的患者病程较短，但有明显肝气郁结症状，故考虑患者为肝气犯胃引起的胃痛，在治疗上选用期门、太冲穴以疏肝理气。中药处方上也应当条达肝气，肝在窍为目，患者常感视物模糊，也与肝脏不好有关，医生在治疗疾病的时候，一定要分清主次。在用药时，除了使用柴胡、延胡索、香附等药用以理气止痛外，还与红花、桃仁同用，增强活血化瘀、通经止痛的功效。加入青葙子、木贼，也是因为其具有很好的明目作用，可以帮助患者进一步改善症状。邓老在治疗胃痛时，喜欢使用腹部罐法，主要是因为罐法本身具有活血行气、止痛除湿的作用，配合腹部的相应穴位，能达到事半功倍的效果。

在治疗胃痛的过程中应注意，胃痛证候有时可与肝胆疾患及胰腺炎相似，须注意鉴别。针灸治疗病因为寒凝、食积、肝郁的胃痛取效迅速，虚痛和血瘀者取效慢，可配合灸法，坚持治疗可收到较好的远期疗效。溃疡病出血、穿孔等重症，应及时采取措施或外科治疗。同时注意饮食宜规律，忌食刺激性食物。注意劳逸结合，避免不良情绪刺激。

八、呕 吐

案例1

患者，女，34岁，2023年12月20日初诊。

患者于3个月前给小孩断奶，出现恶心呕吐，纳差，寐差，易醒，大便干结，呈块状，全身酸软乏力，平素易感冒，恶风，反复阴道炎，外阴瘙痒，自觉双小腿疼痛，近来感冒，咽痒，咳嗽，无痰，头昏胀。月经经量少，末次月经12月6日。既往：疑胃复安过敏；哮喘6年，甲状腺功能减退7年，过敏性鼻炎，剖宫产2次，无烟酒史。望闻切诊：左脉弦，右脉沉弦涩，面斑，舌淡红，边尖齿痕，苔黄厚腻，舌下脉络瘀血，汗黏腻。诊断：呕吐——外邪犯胃证。治疗：①针刺：上脘、中脘、下脘、内关、足三里穴。②中药：广藿香20 g，苍术20 g，厚朴20 g，法半夏20 g，枳实20 g，化橘红30 g，桔梗20 g，栀子30 g，淡豆豉40 g，炒酸枣仁20 g，五味子20 g，辛夷20 g，薄荷20 g，白芷20 g，马齿苋40 g，牛蒡子30 g，葛根30 g，佩兰30 g，荷叶30 g。6剂，日1剂，1日3次，每次180 mL。③穴位贴：三七0.5 g，西洋参1 g，白芷0.5 g，当归0.5 g，牛膝0.5 g，木香0.5 g，檀香0.5 g。穴位：双涌泉、大椎、膻中、中脘、神阙、关元、命门、双血海、双足三里。2023年12月27日复诊，经过治疗后现大便改善，睡眠较前好转，醒的次数减少，左颈部酸，晨起吐黄色液体，口苦，感冒基本已愈。纳差。望闻切诊：左脉弦，右脉沉弦涩，面斑，舌淡红，边尖齿痕，苔黄厚腻，舌下脉络瘀血，汗黏腻。患者症状改善，诊疗项目基本同前，患者感冒基本痊愈，中药在原方基础上去掉广藿香、桔梗、栀子、淡豆豉等，余方同前，继续治疗。2024年1月17日复诊，患者诉症状基本改善。

案例2

患者，女，23岁，1988年5月10日初诊。

患者妊娠2月后出现呕吐2周，晨起较重，呕吐胃内容物或酸水。曾予以中药治疗，效果不佳。望闻切诊：左脉滑，右脉沉，舌淡红，边尖齿痕，苔薄白。诊断：妊娠恶阻——肝胃不和。治疗上予气功指针法（即将气运于双手拇指以之代针）进行经穴疏导，同时叮嘱患者"以意导气"配合治疗。具体操作方法如下：患者取端坐位，医者面对患者左（或右）侧而立，以右（或左）手扶住患者颈肩部，将气运于左（或右）手拇指，以该指指腹均匀用力按压所选经脉或穴位。即先从印堂穴起，向下按压至兑端穴，再从承浆穴起沿任脉呈由左

（或右）向右（或左）的螺旋形缓慢滑行疏导至曲骨穴，用同一方法再从印堂穴起沿督脉缓慢滑行疏导至长强穴。令指针所过处，患者有酸胀（或重胀）感，其强度以患者能耐受为宜，有舒适感为最佳。同时嘱患者设想，在医者行任脉指针疏导时吸气，气从素髎穴起，悠缓细长自然地随指针下至肛门，行督脉指针疏导时呼气，呼气时悠缓细长自然。如此反复操作运气 30～40次。然后将气运于左右手指，以之由上到下，从胸骨左右缘分别沿左右肋间隙疏理至腋中线，其强度以患者肋间有舒适肿胀感为宜。共做 30 次左右。治疗 3 日后患者呕吐症状明显缓解。

按语：呕吐是由于胃失和降、胃气上逆所致的以饮食、痰涎等胃内之物从胃中上涌，自口而出为临床特征的一种病证。对呕吐的释名，前人有两说：一说认为有物有声谓之呕，有物无声谓之吐，无物有声谓之干呕；另一说认为呕以声响名，吐以吐物言，有声无物曰呕，有物无声曰吐，有声有物曰呕吐。呕与吐常同时发生，很难截然分开，因此无细分的必要，故近世多并称为呕吐。

《黄帝内经》对呕吐的病因论述颇详。如《素问·举痛论》曰："寒气客于肠胃，厥逆上出，故痛而呕也。"《素问·六元正纪大论》曰："火郁之发……疡疿呕逆。"《素问·至真要大论》曰："燥淫所胜……民病喜呕,呕有苦""厥阴司天,风淫所胜……食则呕""久病而吐者,胃气虚不纳谷也"。若脾阳不振,不能腐熟水谷,以致寒浊内生,气逆而呕;或热病伤阴,或久呕不愈,以致胃阴不足,胃失濡养,不得润降,而成呕吐。如《证治汇补·呕吐》所谓:"阴虚成呕,不独胃家为病,所谓无阴则呕也。"另外,饮食所伤,脾胃运化失常,水谷不能化生精微,反成痰饮,停积胃中,当饮邪随胃气上逆之时,也常发生呕吐。正如《症因脉治·呕吐》所说:"痰饮呕吐之因,脾气不足,不能运化水谷,停痰留饮,积于中脘,得热则上炎而呕吐,遇寒则凝塞而呕吐矣。"

呕吐的病因是多方面的,且常相互影响,兼杂致病,如外邪可以伤脾,气滞可致食停,脾虚可以成饮等。呕吐的病机无外乎虚实两大类,实者由外邪、饮食、痰饮、气郁等邪气犯胃,致胃失和降,胃气上逆而发;虚者由气虚、阳虚、阴虚等正气不足,使胃失温养、濡润,胃失和降,胃气上逆所致。一般来说,初病多实,日久损伤脾胃,中气不足,可由实转虚;脾胃素虚,复为饮食所伤,或成痰生饮,则因虚致实,出现虚实并见的复杂病机。

但无论邪气犯胃,或脾胃虚弱,发生呕吐的基本病机都在于胃失和降，胃气上逆。呕吐的病位在胃，与肝脾有密切的关系。其辨证要点主要在辨虚实、辨呕吐物、辨应止应吐、辨可下与禁下等。

呕吐可分为以下几种证型进行针药结合治疗：

1. 外邪犯胃

症状：呕吐食物，吐出有力，突然发生，起病较急，常伴有恶寒发热，胸脘满闷，不思饮食，舌苔白，脉濡缓。

治法：疏邪解表，和胃降逆。

处方：中脘、足三里、内关、上脘、胃俞穴。平补平泻法，可配合灸法。

方药：藿香正气散。

2. 饮食积滞

症状：呕吐物酸腐，脘腹胀满拒按，嗳气厌食，得食更甚，吐后反快，大便或溏或结，气味臭秽，苔厚腻，脉滑实。

治法：消食化滞，和胃降逆。

处方：中脘、足三里、内关、梁门、天枢穴。平补平泻法。

方药：保和丸。

3. 痰饮内停

症状：呕吐物多为清水痰涎，胸脘满闷，不思饮食，头眩心悸，或呕而肠鸣，苔白腻，脉滑。

治法：温化痰饮，和胃降逆。

处方：中脘、足三里、内关、丰隆、公孙穴。平补平泻法。

方药：小半夏汤合苓桂术甘汤。

4.肝气犯胃

症状：呕吐吞酸，嗳气频作，胸胁胀满，烦闷不舒，每因情志不遂而呕吐吞酸更甚，舌边红，苔薄白，脉弦。

治法：疏肝理气，和胃止呕。

处方：中脘、足三里、内关、期门、太冲穴。平补平泻法。

方药：四逆散合半夏厚朴汤。

5.脾胃虚弱

症状：饮食稍有不慎，或稍有劳倦，即易呕吐，时作时止，纳差，脘腹痞闷，口淡不渴，面白少华，倦怠乏力，舌质淡，苔薄白，脉濡弱。

治法：益气健脾，和胃降逆。

处方：中脘、足三里、内关、脾俞、胃俞穴。可用补法，可配合灸法。

方药：香砂六君子汤。

6.胃阴不足

症状：呕吐反复发作，但呕吐量不多，或仅吐唾涎沫，时作干呕，口燥咽干，胃中嘈杂，似饥而不欲食，舌红少津，脉细数。

治法：滋养胃阴，和胃降逆。

处方：中脘、足三里、内关、三阴交、太溪穴。平补平泻法。

方药：麦门冬汤。

呕吐还可以采用以下中医治疗方案。

（1）穴位注射法：选中脘、足三里、内关。药用维生素 B_1 或维生素 B_6 注射液，每穴注入 0.5~1 mL，每日或隔日1次。

（2）针法：选胃、贲门、食管、口、神门、交感、皮质下。每次3~4穴，毫针刺，或用压丸法。

邓老认为，呕吐的基本病机是胃失和降，胃气上逆，其治疗原则为和胃降逆止呕。案例1中患者为年轻女性，故选用针刺为主，配合中药口服治疗。其中针刺取中脘、足三里、内关为主穴，其中中脘居于胃脘部，为胃的募穴，可理气和胃止呕；足三里为胃的下合穴，"合治内腑"，可疏理胃肠气机，与中脘远近相配，通降胃气；内关为手厥阴经络穴，又为八脉交会穴，功擅宽胸理气，和胃降逆，为止呕要穴。又选择上脘、下脘辅助中脘穴以通调气机，改善呕吐症状。患者有感冒症状，故邓老在处方时选择藿香正气散加减以和胃止呕。

方中藿香、白芷芳香化浊，疏邪解表；厚朴、桔梗理气除满；苍术、甘草健脾化湿；化橘红、半夏和胃降逆，共奏疏邪解表、和胃降逆止呕之功。同时加入淡豆豉以解表，酸枣仁以改善睡眠。复诊时患者外感症状已解，故去解表药，以增和胃降逆之功。

案例2中，患者为妊娠期女性，且中药口服治疗效果欠佳，故没有采用针刺及中药治疗，而是选用气功指针法（即将气运于双手拇指以之代针）进行经穴疏导，同时叮嘱患者"以意导气"配合治疗。治疗中选用任督二脉进行导气治疗，概因督脉总督诸阳，任脉总任诸阴，故此法能调阴阳，利经脉，降逆安冲，和胃止呕。同时配合疏导肝经气机，以求达到疏肝和胃之功。气功指针，乃医者运气于指上代针，并以之疏导经穴。柔和有力，其力能由表深达体内，对机体无损伤，患者亦无痛苦和毒副作用。简便易行，对各型妊娠患者咸宜，对畏针者尤为适宜。

治疗过程中应注意，针灸治疗呕吐效果良好，因妊娠或药物反应引起的呕吐，疗效亦佳。但上消化道严重梗阻、癌肿引起的呕吐以及脑源性呕吐，有时只能作对症处理，应重视原发病的治疗。同时应重视饮食调节和情绪稳定。

九、呃　逆

案例1

患者，女，25岁，2023年6月10日初诊。

患者3天前开始出现胃脘部胀气、呃逆连声，牵扯背部，食后胀甚。望闻切诊：右脉弦细涩，左脉弦涩。面色晦黄，舌边尖红、舌下脉络瘀血，舌中心苔黄厚腻。既往有胆囊炎史。根据四诊合参，诊断为呃逆——湿邪阻滞。治疗：①针刺，平补平泻法，膈俞、内关、膻中、足三里、中脘、期门穴，留针30分钟。②穴位贴，三七0.5 g，当归0.5 g，牛膝0.5 g，木香0.5 g，檀香0.5 g。穴位：双涌泉、膻中、中脘、神阙、关元、双足三里。③拔罐疗法，腹部闪罐+留罐10分钟。④中药处方，麸炒苍术20 g，麸炒白术20 g，姜厚朴20 g，枳实15 g，化橘红30 g，炙甘草20 g，木香30 g，枳壳30 g，薄荷15 g，生姜20 g，酒川芎20 g。3剂，日1剂，1日3次，每次180 mL。治疗3天后复诊，患者症状明显减轻。

案例2

章某某，男，35岁，1982年8月初诊。

患者因饮酒过量，觉胃脘烧灼，隐隐作痛，频频呃逆，呃气冲上而出。曾服中、西药医治半月无效。望闻切诊：右脉弦，左脉弦涩。舌边尖红，舌苔黄腻。诊断：呃逆——胃火上冲。遂用指针（同时导气）从素髎至曲骨一线按压，加点压双丰隆（酸胀传至解溪以下），诸症减轻。共治2次痊愈。

按语：呃逆是指胃气上逆动膈，以气逆上冲，喉间呃呃连声，声短而频，令人不能自制为主要临床表现的病证。呃逆古称"哕"，又称"哕逆"。

《黄帝内经》首先提出本病病位在胃，并与肺有关；病机为气逆，与寒气有关。如《素问·宣明五气篇》谓："胃为气逆为哕。"《灵枢·口问》曰："谷入于胃，胃气上注于肺。今有故寒气与新谷气，俱还入于胃，新故相乱，真邪相攻，气并相逆，复出于胃，故为哕。"此外，还提出了预后及简易疗法，如《素问·宝命全形论》谓："病深者，其声哕。"《灵枢·杂病》谓："哕，以草刺鼻，嚏，嚏而已；无息，而疾迎引之，立已；大惊之，亦可已。"《金匮要略·呕吐哕下利病脉证治》将其分为属寒、属虚热、属实三证论治，为后世按寒热虚实辨证论治奠定了基础。

呃逆的主要表现是喉间呃呃连声，声音短促，频频发出，病人不能自制。临床所见以偶发者居多，为时短暂，多在不知不觉中自愈；有的则屡屡发生，持续时间较长。呃声有高有低，间隔有疏有密，声出有缓有急。发病因素与饮食不当、情志不遂、受凉等有关。本病常伴胸膈痞闷、胃脘嘈杂灼热、嗳气等症。呃逆一证，总由胃气上逆动膈而成，故治疗原则为理气和胃、降逆止呃，并在分清寒热虚实的基础上，分别施以祛寒、清热、补虚、泻实之法。对于重危病证中出现的呃逆，急当救护胃气。

呃逆的病位在膈，病变关键脏腑为胃，并与肺、肝、肾有关。产生呃逆的主要病机为胃气上逆动膈。

呃逆的辨证要点主要是辨病情轻重。呃逆有轻重之分，轻者多不需治疗，重者才需治疗，故需辨识。若属一时性气逆而作，无反复发作史，无明显兼证者，属轻者；若呃逆反复发作，持续时间较长，兼证明显，或出现在其他急慢性疾病过程中，则属较重者，需要治疗。若年老正虚、重病后期及急危患者，呃逆时断时续，呃声低微，气不得续，饮食难进，脉细沉弱，则属元气衰败、胃气将绝之危重证。同时也需辨寒热虚实。呃声沉缓有力，胃脘不舒，得热则减，遇寒则甚，面青肢冷，舌苔白滑，多为寒证；呃声响亮，声高短促，胃脘灼热，口臭烦渴，面色红赤，便秘溲赤，舌苔黄厚，多为热证；呃声时断时续，呃声低长，气出无力，脉虚弱者，多为虚证；呃逆初起，呃声响亮，声频有力，连续发作，脉实者，多属实证。

呃逆可分为以下几种证型进行针药结合治疗：

1. 胃中寒冷

症状：呃声沉缓有力，胸膈及胃脘不舒，得热则减，遇寒则甚，进食减少，口淡不渴，舌苔白，脉迟缓。

治法：温中散寒，降逆止呃。

处方：膈俞、内关、中脘、关元穴。平补平泻法，中脘可用灸法。

方药：丁香散。

2. 胃火上逆

症状：呃声洪亮有力，冲逆而出，口臭烦渴，多喜饮冷，脘腹满闷，大便秘结，小便短赤，苔黄燥，脉滑数。

治法：清热和胃，降逆止呃。

处方：膈俞、内关、太冲、内庭穴。泻法。

方药：竹叶石膏汤。

3. 气机郁滞

症状：呃逆连声，常因情志不畅而诱发或加重，胸胁满闷，脘腹胀满，纳减嗳气，肠鸣矢气，苔薄白，脉弦。

治法：顺气解郁，降逆止呃。

处方：膈俞、内关、中脘、期门穴。泻法。

方药：五磨饮子。

4.脾胃阳虚

症状：呃声低长无力，气不得续，泛吐清水，脘腹不舒，喜温喜按，面色㿠白，手足不温，食少乏力，大便溏薄，舌质淡，苔薄白，脉细弱。

治法：温补脾胃，和中降逆。

处方：胃俞、膻中、内关、足三里穴。胃俞、足三里穴用补法，膻中以艾卷雀啄法灸之，内关穴平补平泻。

方药：理中汤。

呃逆还可以采用以下中医治疗方案。

（1）穴位按压：取攒竹、翳风。用拇指按揉1~3分钟。

（2）耳针：取耳中、胃、神门，相应病变脏腑（肺、脾、肝、肾）。每次选用3~5穴，毫针刺法，或埋针法、压丸法。

（3）穴位贴敷：麝香粉0.5 g，放入神阙穴内，适用实证呃逆，尤其以气机郁滞者取效更捷。吴茱萸10 g，研细末，用醋调成膏状，敷于双侧涌泉穴，适用于各种呃逆，对下焦冲气上逆引起的呃逆尤为适宜。

邓老认为，呃逆病因甚多，或因过食生冷、寒凉之物，寒气蕴蓄于胃，损伤脾胃，寒气上逆；或因感受外邪，燥热内结，气不顺行，腑热之气上冲；亦系素有宿疾，恼怒抑郁，气机不利，气逆痰厥；若因手术伤及胃络，血脉瘀滞，也可使胃气上逆令呃逆发作；尚有因正气亏虚，中气耗伤，损及胃阴，导致胃失和降，上逆动膈，致膈间之气不畅，断续冲出喉间，引起呃逆之证。治疗呃逆的原则应该以降逆和胃止呃为要。案例1患者选择针刺为主，穴位选择膈俞、内关为主穴，其中膈俞为膈之背俞，统治膈膜之病；内关通于阴维，能宽胸利膈，平冲逆之气。配合膻中、足三里，膻中乃八会之气会，开胸利膈，平冲止呃；足三里和中扶胃，使机体真气渐充，阴津化生有源。考虑患者气机郁滞，故加中脘、期门条达胸胃气机，气通血活，瘀化呃止。根据患者四诊合参考虑辨证为呃逆——湿邪阻滞，因湿阻中焦，导致气机不畅，从而诱发呃逆的发生，故选用二陈汤为主方加减以祛湿和胃。方中苍术、白术健脾祛湿，厚朴、枳实理气降逆，化橘红燥湿化痰，木香、枳壳宽中行气，川芎活血化瘀。诸药调和共奏行气祛湿、和胃降逆之功。同时使用罐法，加强中焦气机运行，进一步帮助患者缓解症状。案例2中患者在盛夏时节饮酒之后出现呃逆不止，综合患者舌脉，为典型的胃火上逆证型。邓老在治疗上使用指针并导气法能降逆平冲宁膈，同时加按丰隆穴，令酸胀感传至解溪以下，能泄胃火、降冲逆。指针并导气法治疗呃逆之症，无痛苦，无损伤，无副作用，且简便易行，对老幼患者咸宜。

　　在治疗过程中应注意，针灸对呃逆有很好的疗效。

但对于反复发作的慢性、顽固性呃逆，应积极查明并治疗原发病。如呃逆见于危重病后期，可能是胃气衰败、病情转重之象，应加以注意。

十、泄　泻

案例1

患者，男，29岁，2023年10月17日初诊。

患者5年前出现腹泻，反酸，大便不爽，小便正常。寐差，盗汗。望闻切诊：脉弦涩。面色㿠白，舌质淡红，舌边尖红，舌下脉络瘀血，舌中心苔黄腻。诊断：泄泻——湿阻中焦。治疗：①针刺，补法，脾俞、中脘、阴陵泉、天枢、大横、足三里，30分钟。②拔罐疗法，腹部留罐10分钟。③中药口服，太子参20 g，麸炒白术20 g，麸炒苍术20 g，陈皮20 g，化橘红20 g，炙甘草20 g，山药30 g，广藿香20 g，川木香15 g，酒黄连20 g，五味子20 g，炒酸枣仁15 g。6剂，日1剂，1日3次，每次180 mL。

二诊：治疗6天后复诊，患者反酸较前改善，中药加法半夏20 g，厚朴20 g。腹部加关元穴用隔姜灸20分钟。治疗6天后再诊，患者症状明显好转。

案例2

患者，女，45岁，2023年11月20日就诊。

患者1年前出现腹泻，情绪紧张时腹痛明显，随即泄泻。望闻切诊：脉弦，舌淡，有齿痕，舌白腻。诊断：泄泻——肝郁脾虚。治疗：①针刺。天枢、大横、足三里、上巨虚、期门、太冲穴，平补平泻法，30分钟。②拔罐疗法，腹部留罐10分钟。③中药口服，白术15g，白芍15g，陈皮15g，防风10g，麸炒苍术20g，川木香15g，五味子20g，茯苓15g，柴胡15g，香附15g。6剂，日1剂，1日3次，每次180mL。

二诊：患者治疗6天后复诊，自诉症状明显改善。

案例3

李某某，男，10岁。

寒战，发热，头身疼痛半天。继现恶心，呕吐日5～6次，持续性腹痛呈阵发性加剧。泻下黏液血便，12～13次/日，兼里急后重感1天。查：体温39.2℃，血压正常，腹部压痛，尤以左下腹为甚，无反跳痛。唇赤干燥，舌红，苔老黄无津，脉数实。实验室检查：白细胞$2.4×10^9$/L，嗜中性多核细胞为89%。大便检查：黏液脓血便，红细胞（+++），白细胞（++++），吞噬细胞（++）。诊断为急性细菌性痢疾（中毒型）。因患儿频频恶心呕吐，服药困难，遂用余氏滚针放血凉泻法，以尖锐型滚针滚刺足阳明胃经、手阳明大肠经，泻胃肠壅遏之实邪热毒；用凉泻法以圆锐型滚针滚刺足太阳膀胱经、手太阳小肠经，泻热于太阳之表并导热从小便而出。用平补平泻法以圆锐型滚针滚刺足太阴脾经，健脾助运。滚刺后约2小时，患儿腹痛腹泻减轻，恶心呕吐可自止，进食稀粥少许，体温降至37.8℃。4小时后如法再施术1次。当夜诸证减轻大半，次日用凉泻法以尖锐型滚针刺足阳明胃经、手阳明大肠经各2次，体温降至37.4℃，腹痛近愈。腹泻黏液便2次，饮食接近正常，精神转佳。后用平补平泻法以圆锐型滚针滚刺足阳明胃经、足太阴脾经，每日1次。共治5日，临床症状完全消失。血和大便检查恢复正常。随访半年未见复发。

按语：泄泻是以大便次数增多，粪质稀薄，甚至泻出如水样为临床特征的一种脾胃肠病证。泄与泻在病情上有一定区别，粪出少而势缓，若漏泄之状者为泄；粪大出而势直无阻，若倾泻之状者为泻。然近代多泄、泻并称，统称为泄泻。

《黄帝内经》称本病证为"鹜溏""飧泄""濡泄""洞泄""注下""后泄"等等，且对本病的病机有较全面的论述，如《素问·生气通天论》曰："因于露风，乃生寒热，是以春伤于风，邪气留连，乃为洞泄。"《素问·阴阳应象大论》曰："清气在下，则生飧泄。""湿胜则濡泻"。《素问·举痛论》曰："寒气客于小肠，小肠不得成聚，故后泄腹痛矣。"《素问·至真要大论》曰："诸呕吐酸，暴注下迫，皆属于热。"说明风、寒、热、湿均可引起泄泻。《素问·太阴阳明论》指出："饮食不节，起居不时者，阴受之……阴受之则入五脏……下为飧泄。"《素问·举痛论》指出："怒则气逆，甚则呕血及飧泄。"说明饮食、起居、情志失宜，亦可发生泄泻。另外，《素问·脉要精微论》曰："胃脉实则胀，虚则泄。"《素问·脏气法时论》曰："脾病者……虚则腹满肠鸣，飧泄食不化。"《素问·宣明五气》谓："五气所病……大肠小肠为泄。"说明泄泻的病变脏腑与脾胃大小肠有关。《黄帝内经》关于泄泻的理论体系，为后世相关理论发展奠定了基础。张仲景将泄泻和痢疾统称为下利。《金匮要略·呕吐哕下利病脉证治》中将本病分为虚寒、实热积滞和湿阻气滞三型，并且提出了具体的证治。如"下利清谷，里寒外热，汗出而厥者，通脉四逆汤主之""气利，诃黎勒散主之"，指出了虚寒下利的症状，以及治疗当遵温阳和固涩二法。又说："下利三部脉皆平，按之心下坚者，急下之，宜大承气汤""下利谵语，有燥屎也，小承气汤主之"，提出对实热积滞所致的下利采取攻下通便法，即所谓"通因通用"法。篇中还对湿邪内盛，阻滞气机，不得宣畅，水气并下而致"下利气者",提出"当利其小便",以分利肠中湿邪,即所谓"急开支河"之法。张仲景为后世泄泻的辨证论治奠定了基础。《三因极一病证方论·泄泻叙论》从三因学说角度全面地分析了泄泻的病因病机,认为不仅外邪可导致泄泻,情志失调亦可引起泄泻。

致泻的病因是多方面的,主要有感受外邪、饮食所伤、情志失调、脾胃虚弱、命门火衰等等。这些病因导致脾虚湿盛,脾失健运,大小肠传化失常,升降失调,清浊不分,而成泄泻。泄泻的病因有外感、内伤之分,外感之中湿邪最为重要,脾恶湿,外来湿邪最易困阻脾土,致脾失健运,升降失调,水谷不化,清浊不分,混杂而下,形成泄泻,其他诸多外邪只有与湿邪相兼,方能致泻。内伤当中脾虚最为关键,泄泻的病位在脾胃肠,大小肠的分清泌浊和传导变化功能可以用脾胃的运化和升清降浊功能来概括,脾胃为泄泻之本,脾主运化水湿,脾胃当中又以脾为主,脾病脾虚,健运失职,清气不升,清浊不分,自可成泻,其他诸如寒、热、湿、食等内、外之邪,以及肝肾等脏腑所致的泄泻,都只有在伤脾的基础上,导致脾失健运时才能引起泄泻。同时,在发病和病变过程中外邪与内伤、外湿与内湿之间常相互影响,外湿最易伤脾,脾虚又易生湿,互为因果。本病的基本病机是脾虚湿盛致使脾失健运,大小肠传化失常，升降失调，清浊不分。脾虚湿盛是导致本病发生的关键因素。

泄泻可分为以下几种证型进行针药结合治疗：

1.寒湿泄泻

症状：泄泻清稀，甚则如水样，腹痛肠鸣，脘闷食少，苔白腻，脉濡缓。若兼外感风寒，则恶寒发热头痛，肢体酸痛，苔薄白，脉浮。

治法：解表散寒，芳香化湿。

处方：中脘、天枢、足三里、阴陵泉穴，平补平泻法。

方药：藿香正气散。

2.湿热泄泻

症状：泄泻腹痛，泻下急迫，或泻而不爽，气味臭秽，肛门灼热，或身热口渴，小便短黄，苔黄腻，脉滑数或濡数。

治法：清肠利湿。

处方：天枢、足三里、上巨虚、合谷穴，平补平泻法。

方药：葛根黄芩黄连汤。

3.伤食泄泻

症状：泻下稀便，臭如败卵，伴有不消化食物，脘腹胀满，腹痛肠鸣，泻后痛减，嗳腐酸臭，不思饮食，苔厚腻，脉滑。

治法：消食导滞。

处方：中脘、天枢、足三里、建里穴，平补平泻法。

方药：保和丸。

4.脾虚泄泻

症状：稍进油腻食物或饮食稍多，大便次数即明显增多而发生泄泻，伴有不消化食物，大便时泻时溏，迁延反复，饮食减少，食后脘闷不舒，面色萎黄，神疲倦怠，舌淡苔白，脉细弱。

治法：健脾益气，和胃渗湿。

处方：中脘、天枢、足三里、脾俞穴，补法。

方药：参苓白术散。

5.肾虚泄泻

症状：黎明之前脐腹作痛，肠鸣即泻，泻下完谷，泻后即安，小腹冷痛，形寒肢冷，腰膝酸软，舌淡苔白，脉细弱。

治法：温补脾肾，固涩止泻。

处方：中脘、天枢、足三里、肾俞、关元穴，补法，可用灸法。

方药：四神丸。

6.肝郁泄泻

症状：每逢抑郁恼怒，或情绪紧张之时，即发生腹痛泄泻，腹中雷鸣，攻窜作痛，腹痛即泻，泻后痛减，矢气频作，胸胁胀闷，嗳气食少，舌淡，脉弦。

治法：抑肝扶脾，调中止泻。

处方：天枢、足三里、上巨虚、期门、太冲穴，平补平泻法。

方药：痛泻要方。

泄泻还可以采用以下中医治疗方案。

（1）耳针：选大肠、胃、肝、脾、肾、交感穴。王不留行籽贴压。

（2）穴位注射：选天枢、上巨虚，每次2穴，以黄芪注射液，0.5~1 mL/穴，1~2日1次。

（3）穴位敷贴：取五倍子适量研末，加食醋调成膏状敷脐，用伤湿祛痛膏固定，2~3日1换。适用于久泻。

邓老治疗腹泻患者时，首先鉴别是实泻还是虚泻，强调不能一味地涩肠止泻。当患者为实泻时，应该用下法以祛除实邪；当患者为虚泻时，再在补益的基础上祛邪。脾胃为后天之本，在涩肠止泻的同时要兼顾脾胃，中医讲究的是整体，当机体的内环境呈现一个稳态时，疾病自然就好了。同时邓老将白术和苍术常常配伍使用，白术能补气健脾还有燥湿的功效，苍术燥湿之力更强，两者合用可以增强燥湿健脾之效。湿邪阻滞中焦，除了要用燥湿的药物，还应该运用行气的药物，如方中的陈皮、橘红，气能行津。针灸处方以健脾胃与温肾阳为主。针用补法，可多灸。选取的脾俞为脾之背俞穴，脾即脾脏，俞即输注，本穴是脾气转输于后背的部位，故名脾俞。脾俞穴有健脾和胃、利湿升清的作用。脾胃为后天之本，足三里乃足阳明胃经之合穴，土中之土。胃为仓廪之官、水谷之海，主纳谷，故灸足三里能升阳益胃，强壮脾胃，调和气血，益后天之气。中脘为胃之募穴，八会穴之腑会，取其可达健脾和胃之功。天枢为大肠之募穴，是阳明脉气所发，主疏调肠腑，是腹部要穴。关元是小肠之募穴，足三阴经与任脉之会穴，又为三焦之气所生之处，藏精之所，为培元固本、补气益精、回阳固脱之要穴。诸穴合用，共奏健脾温阳止泻之效。案例3中的患儿为邓老在20世纪80年代诊治的患者，就医时患者病情危急，为典型的急性细菌性痢疾（中毒型）症状，又因患儿频频恶心呕吐，服药困难，故采用余氏滚针术进行治疗。邓老采用该术治疗小儿泄泻（脾虚证），当小儿症见腹泻"蛋花样"或"水样"大便，次数增多，小便量少，腹鸣腹胀，恶心呕吐，神疲乏力，舌淡苔白，指纹青紫见于风关或气关，脉虚弱时，可采用温补法以圆锐型滚针滚刺足太阴脾经、足阳明胃经，温中健脾，和胃止呕；四肢脉逆者，加温补法滚刺足少阴肾经，补火暖土。若属外感风邪，证兼喷嚏、咳嗽、鼻塞、消涕、指纹青滞浮现于风关者，用平补平泻法以圆锐型滚针滚刺手太阴肺经，或加刺足太阳膀胱经祛风疏肺解表。

在治疗泄泻病的过程中应注意，针灸治疗泄泻有较好疗效。若急性胃肠炎或溃疡性结肠炎等因腹泻频繁而出现脱水现象者，应配合输液等综合疗法。治疗期间应注意饮食调理，勿过饥过饱，忌食生冷、辛辣、油腻之品，注意饮食卫生。

十一、水 肿

案例1

患者，女，73岁，2023年11月20日初诊。

患者眼睑水肿伴迎风流泪1月，大便干，1日1次，食辛辣后，大便3日1次，小便可，眠差，入睡困难，长期口服"安眠药"，平素情绪易波动，口干。中医望闻切诊情况：面色晦暗，面斑，脉微细，舌质淡红，边尖齿痕，苔白腻，舌下脉络瘀阻。中医诊断：水肿——气阴亏虚证。予中药治疗：炒决明20g，石决明15g，炒青葙子20g，赤芍15g，炒山栀仁20g，麦冬20g，木贼15g，荆芥15g，防风15g，羌活10g，桃仁15g，红花10g，马齿苋30g。7剂，水煎服，每日1剂，每日3次，饭后服。

二诊：1周后患者眼睑水肿较前减轻，迎风流泪症状明显改善。中药减防风，加泽泻15g。嘱患者继续服用1周。再诊患者诉症状明显好转。

案例2

患者，男，周某某，10岁，1975年初诊。

患者家长代诉患者眼睑及面部浮肿半月余，四肢及全身皆肿1周，伴恶心呕吐。中医望闻切诊情况：脉滑，舌质淡红，边尖齿痕，苔白腻。中医诊断：水肿——风水泛滥证。予中药治疗：车前子15g，瞿麦20g，萹蓄20g，滑石15g，栀子15g，甘草15g，蒲公英25g，马齿苋30g。因患者拒服中药，故予中药肛塞，每日1剂，每日3次。

二诊：1周后复诊，患者家长代诉患者全身浮肿稍减轻，恶心呕吐明显缓解，继续予中药原方口服治疗。1月后患者症状明显缓解。

按语： 水肿是指因感受外邪，饮食失调，或劳倦过度等，使肺失宣降通调，脾失健运，肾失开合，膀胱气化失常，导致体内水液潴留，泛滥肌肤，以头面、眼睑、四肢、腹背甚至全身浮肿为临床特征的一类病证。本病证发病率较高，中医药治疗具有良好的疗效。

本病在《黄帝内经》中称为"水"，并根据不同症状分为风水、石水、涌水。《灵枢·水胀》对其症状作了详细的描述："水始起也，目窠上微肿，如新卧起之状，其颈脉动，时咳，阴股间寒，足胫肿，腹乃大，其水已成矣。以手按其腹，随手而起，如裹水之状，此其候也。"对于其发病原因，《素问·水热穴论》指出："故其本在肾，其末在肺。"《素问·至真要大论》又指出："诸湿肿满，皆属于脾。"可见在《黄帝内经》时代，对水肿病已有了较明确的认识。《金匮要略》称本病为"水气"，按病因、病证分为风水、皮水、正水、石水、黄汗五类。又根据五脏证候分为心水、肺水、肝水、脾水、肾水。至元代《丹溪心法·水肿》才将水肿分为阴水和阳水两大类，指出："若遍身肿，烦渴，小便赤涩，大便闭，此属阳水""若遍身肿，不烦渴，大便溏，小便少，不涩赤，此属阴水"。这一分类方法至今对指导水肿临床辨证仍有重要意义。明代《医学入门·杂病分类·水肿》提出疮痍可以引起水肿，并记载了"脓疮搽药，愈后发肿"的现象。清代《证治汇补·水肿》归纳总结了前贤关于水肿的治法，认为治水肿之大法，"宜调中健脾，脾气实，自能升降运行，则水湿自除，此治其本也"。同时又列举了水肿的分治六法：治分阴阳、治分汗渗、湿热宜清、寒湿宜温、阴虚宜补、邪实当攻。分别为完善水肿的病因学说和辨证论治作出了各自的贡献。

水肿的病因主要是外感风寒湿热之邪，水湿浸渍，疮毒浸淫，饮食劳倦，久病体虚等。病机主要是肺失宣降通调，脾失健运，肾失开合，膀胱气化失常，导致体内水液潴留，泛滥肌肤。其辨证要点以辨阳水、阴水为纲。

水肿可分为以下几种证型进行治疗：

1.风水泛滥

症状：浮肿起于眼睑，继则四肢及全身皆肿，甚者眼睑浮肿，眼合不能开，来势迅速，多有恶寒发热，肢节酸痛，小便短少等症。偏于风热者，伴咽喉红肿疼痛，口渴，舌质红，脉浮滑数；偏于风寒者，兼恶寒无汗，头痛鼻塞，咳喘，舌苔薄白，脉浮滑或浮紧。如浮肿较甚，此型亦可见沉脉。

治法：疏风清热，宣肺行水。

方药：越婢加术汤。

2.湿毒浸淫

症状：身发疮痍，甚则溃烂，或咽喉红肿，或乳蛾肿大疼痛，继则眼睑浮肿，延及全身，小便不利，恶风发热，舌质红，苔薄黄，脉浮数或滑数。

治法：宣肺解毒，利尿消肿。

方药：麻黄连翘赤小豆汤合五味消毒饮。

3.水湿浸渍

症状：全身水肿，按之没指，小便短少，身体困重，胸闷腹胀，纳呆，泛恶，苔白腻，脉沉缓，起病较缓，病程较长。

治法：健脾化湿，通阳利水。

方药：胃苓汤合五皮饮。

4.湿热壅盛

症状：遍体浮肿，皮肤绷急光亮，胸脘痞闷，烦热口渴，或口苦口黏，小便短赤，或大便干结，舌红，苔黄腻，脉滑数或沉数。

治法：分利湿热。

方药：疏凿饮子。

5.脾阳虚衰

症状：身肿，腰以下为甚，按之凹陷不易恢复，脘腹胀闷，纳减便溏，食少，面色不华，神倦肢冷，小便短少，舌质淡，苔白腻或白滑，脉沉缓或沉弱。

治法：温阳健脾，化气利水。

方药：实脾饮。

6.肾阳衰微

症状：面浮身肿，腰以下为甚，按之凹陷不起，心悸，气促，腰部冷痛酸重，尿量减少，四肢厥冷，畏寒神疲，面色㿠白或灰滞，舌质淡胖，苔白，脉沉细或沉迟无力。

治法：温肾助阳，化气行水。

方药：济生肾气丸合真武汤。

邓老认为人体水液的运行，有赖于气的推动，即有赖于脾气的升化转输，肺气的宣降通调，心气的推动，肾气的蒸化开合。这些脏腑功能正常，则三焦发挥决渎作用，膀胱气化畅行，小便通利，可维持正常的水液代谢。反之，若因外感风寒湿热之邪、水湿浸渍、疮毒浸淫、饮食劳倦、久病体虚等导致上述脏腑功能失调，三焦决渎失司，膀胱气化不利，体内水液潴留，泛滥肌肤，即可发为水肿。对于水肿的治疗，《素问·汤液醪醴论》提出"去菀陈莝""开鬼门""洁净府"三条基本原则。张仲景宗《黄帝内经》之意，在《金匮要略·水气病脉证并治》中提出："诸有水者，腰以下肿，当利小便；腰以上肿，当发汗乃愈。"辨证地运用了发汗、利小便的两大治法，对后世产生了深远的影响，一直沿用至今。根据上述所论，水肿的治疗原则应分阴阳而治，阳水主要治以发汗、利小便、宣肺健脾，水势壅盛则可酌情暂行攻逐，总以祛邪为主；阴水则主要治以温阳益气、健脾、益肾、补心，兼利小便，酌情化瘀，总以扶正助气化为治。虚实并见者，则攻补兼施。

案例1中二决明、青葙子、木贼四药共奏清肝明目之功，患者平素便干、口干、眠差、情绪易波动均提示阴液受损，故配以炒山栀仁、麦冬养阴生津。患者眼睑水肿多属于风水泛溢肌肤，故佐以羌活、荆芥祛风解表之品祛风胜湿消肿，而"血不利则为水"，结合患者舌下脉络瘀阻，故用桃仁、红花活血化瘀以利水。水肿一症，大多采取发汗、利尿、泻下逐水之法，但均伤津耗液，该患者症状已提示阴液受损，故不可再行伤阴之法，反而需要顾护阴液，而血不利则为水，有时转变思路，活血之法也可达到消肿之目的。案例2中患者为邓老20世纪70年代在重庆垫江县诊治的一名儿童，就诊时患者已多方求医未果，故邓老以中药治疗，拟八正散为主方以清热泻火，利水消肿。《药品化义》谓"体滑主利窍，味淡主渗热"；萹蓄、瞿麦、车前子均为清热利水之常用品，佐以栀子清泄三焦，通利水道，以增强清热利水通淋之功，甘草调和诸药，加以蒲公英、马齿苋进一步清热利水。患者在中药治疗1月后，症状完全消失。患者及患者家属多年来都与邓老保持联系，如今患者已近耳顺之年，身体依然康健，无相关并发症及后遗症。

在治疗水肿患者的过程中应注意，凡水肿病程较短，或由营养障碍引起的浮肿，只要及时治疗，合理调养，预后一般较好。若病程较长，反复发作，正虚邪恋，则缠绵难愈。若肿势较甚，症见唇黑，缺盆平，脐突，足下平，背平，或见心悸，唇绀，气急喘促不能平卧，甚至尿闭，下血，均属病情危重。如久病正气衰竭，浊邪上泛，出现口有秽味，恶心呕吐；肝风内动，出现头痛、抽搐等症，预后多不良，每易出现脱证，应密切观察病情变化，及时处理。

十二、消　渴

案例

患者，男，44岁，2023年11月10日初诊。

患者自诉经常感觉疲乏，晨起口干，下蹲受限，下蹲时脚后跟肌腱牵扯痛，纳可，睡眠质量一般，大便调，夜尿2次。空腹血糖8 mmol/L。望闻切诊：左脉沉涩，右脉弦涩。面色萎黄，面斑，舌质暗红，边间齿痕，苔黄少津，舌下脉络瘀血。既往有糖尿病10年余、肾衰4年余病史。诊断：消渴——气阴两虚证。治疗方案中药：玉竹20 g，北沙参20 g，麦冬30 g，炙甘草20 g，天花粉15 g，炙黄芪20 g，独活15 g，羌活15 g，秦艽20 g，醋延胡索15 g。中药6剂，每天1剂。

二诊：1周后复诊，患者自觉疲乏及晨起口干较前减轻，睡眠改善欠佳。中药加酸枣仁30 g，川芎15 g，改善睡眠。1周后再诊，患者症状较前明显好转。

按语： 消渴病是由于先天禀赋不足，后因情志失调、饮食不节等原因所导致的以阴虚燥热为基本病机，以多尿、多饮、多食、乏力、消瘦，或尿有甜味为典型临床表现的一种疾病。

《黄帝内经》认为五脏虚弱、过食肥甘、情志失调是引起消渴的原因，而内热是其主要病机。《金匮要略》立专篇讨论，并最早提出治疗方药。《诸病源候论·消渴候》论述其并发症说："其病变多发痈疽。"《外台秘要·消中消暑肾消》引《古今录验》说："渴而饮水多，小便数……甜者，皆是消渴病也。"又说："每发即小便至甜""焦枯消瘦"，对消渴的临床特点作了明确的论述。刘河间对其并发症作了进一步论述，《宣明论方·消渴总论》说，消渴一证"可变为雀目或内障"。《儒门事亲·三消论》说："夫消渴者，多变聋盲、疮癣、痤疿之类""或蒸热虚汗，肺痿劳嗽"。《证治准绳·消瘅》在前人论述的基础上，对三消的临床分类作了规范："渴而多饮为上消（经谓膈消），消谷善饥为中消（经谓消中），渴而便数有膏为下消（经谓肾消）。"明清及之后，对消渴的治疗原则及方药，有了更为广泛深入的研究。

消渴病是一种发病率高、病程长、并发症多且严重危害人类健康的病证，近年来发病率更有增高的趋势。中医药在改善症状、防治并发症等方面均有较好的疗效。

消渴病的病因主要有禀赋不足、饮食失节、情志失调、劳欲过度等。消渴病的病机主要在于阴津亏损，燥热偏盛，而以阴虚为本，燥热为标，两者互为因果，阴愈虚则燥热愈盛，燥热愈盛则阴愈虚。消渴病变的脏腑主要在肺、胃、肾，尤以肾为关键。三脏之中，虽可有所偏重，但往往又互相影响。

消渴病日久，则易发生以下两种病变：一是阴损及阳，阴阳俱虚。消渴虽以阴虚为本，燥热为标，但由于阴阳互根，若病程日久，阴损及阳，则致阴阳俱虚，其中以肾阳虚及脾阳虚较为多见。二是病久入络，血脉瘀滞。消渴病是一种病及多个脏腑的疾病，影响气血的正常运行，且阴虚内热，耗伤津液，亦使血行不畅而致血脉瘀滞。血瘀是消渴病的重要病机之一，且消渴病多种并发症的发生也与血瘀密切相关。

其辨证要点为辨病位：消渴病的三多症状往往同时存在，但根据其表现程度的轻重不同，而有上、中、下三消之分，及肺燥、胃热、肾虚之别。通常把以肺燥为主、多饮症状较突出者，称为上消；以胃热为主、多食症状较为突出者，称为中消；以肾虚为主、多尿症状较为突出者，称为下消。同时辨标本：本病以阴虚为主，燥热为标，两者互为因果，常因病程长短及病情轻重的不同，阴虚和燥热之表现各有侧重。也需要辨本证与并发症：多饮、多食、多尿和乏力、消瘦为消渴病本证的基本临床表现，而易发生诸多并发症为本病的另一特点。

消渴可分为以下几种证型进行针药结合治疗：

1.上消——肺热津伤

症状：烦渴多饮，口干舌燥，尿频量多，舌边尖红，苔薄黄，脉洪数。

治法：清热润肺，生津止渴。

处方：胰俞、肺俞、太渊、少府。平补平泻法。

方药：消渴方。

2.中消——胃热炽盛

症状：多食易饥，口渴，尿多，形体消瘦，大便干燥，苔黄，脉滑实有力。

治法：清胃泻火，养阴增液。

处方：胰俞、脾俞、内庭、地机。平补平泻法。

方药：玉女煎。

3.下消——肾阴亏虚

症状：尿频量多，混浊如脂膏，或尿甜，腰膝酸软，乏力，头晕耳鸣，口干唇燥，皮肤干燥、瘙痒，舌红苔，脉细数。

治法：滋阴补肾，润燥止渴。

处方：胰俞、肾俞、太溪、复溜、太冲。平补平泻法。

方药：六味地黄丸。

4.阴阳两虚

症状：小便频数，混浊如膏，甚至饮一溲一，面容憔悴，耳轮干枯，腰膝酸软，四肢欠温，畏寒肢冷，阳痿或月经不调，舌苔淡白而干，脉沉细无力。

治法：温阳滋阴，补肾固摄。

处方：胰俞、三阴交、太溪、关元、命门穴。使用补法。

方药：金匮肾气丸。

消渴还可以采用以下中医治疗方案。

（1）耳针法：选胰、胆、内分泌、肾、三焦、耳迷根、神门、心、肝、肺、屏尖、胃等穴。每次取3～4穴，用毫针轻刺激，或用埋针法、压丸法。

（2）穴位注射法：选心俞、肺俞、脾俞、胃俞、肾俞、三焦俞，或相应夹脊穴、曲池、足三里、三阴交、关元、太溪等。每次取2～4穴，以黄芪注射液进行穴位注射，每穴注射药液0.5～2 mL。

邓老认为，消渴多是由于先天禀赋不足、饮食失节、情志失调、劳逸失调等导致阴虚内热，以口干多饮、多食、多尿、乏力、消瘦或尿有甜味为主症的一种病症。消渴的基本病机是阴虚燥热，可演变为阴损及阳，导致阴阳俱虚，或者病久入络，血脉瘀滞，并发肺痨、白内障、耳聋、疮疖痈疽、脱疽、中风偏瘫、胸痹心痛、神昏、水肿等。临床上遇到消渴的患者，首先要辨病位，其次要分清阴虚与燥热的主次，最后要预防消渴病的并发症。消渴的分型有：①上消（肺热津伤）。口渴多饮，口舌干燥，尿频量多，烦热多汗，舌边尖红，苔薄黄，脉洪数，治法为清热润肺、生津止渴。②中消（胃热炽盛）。多食易饥，口渴，尿多，形体消瘦，大便干燥，苔黄，脉滑实，治疗当清胃泻火。若是气阴两虚则表现为：口渴引饮，多食与便溏并见，或饮食减少，精神不振，四肢乏力，体瘦，舌质淡红，苔白而干，脉弱，当以益气健脾养胃、生津止渴为要。③下消（肾阴亏虚）。尿频量多，混浊如脂膏，或尿甜，腰膝酸软，乏力，头晕耳鸣，口干唇燥，皮肤干燥、瘙痒，舌红苔少，脉细数，治疗益滋阴固肾。若发展到阴阳两虚，患者表现为：小便频数，混浊如膏，甚至饮一溲一，面容憔悴，耳轮干枯，腰膝酸软，四肢欠温，畏寒肢冷，阳痿或月经不调，舌苔淡白而干，脉沉细无力，治疗当滋阴温阳、补肾固涩。因此消渴的总治疗原则是清热润燥，养阴生津，治上消者，宜润其肺，兼清其胃；治中消者，宜清其胃，兼滋其肾；治下消者，宜滋其肾，兼补其肺，还应针对具体病情，合理选用活血化瘀、祛痰通络、滋阴补阳，或清热解毒、健脾益气、温补肾阳等治法。消渴病若早发现，坚持治疗，生活饮食规律，预后较好。

消渴在治疗过程中应注意，针灸对糖尿病有一定的疗效，对其并发症亦有很好的效果。因糖尿病患者的皮肤容易化脓感染，用穴要少而精，注意严格消毒。患者应控制饮食，多食粗粮和蔬菜，节制肥甘厚味和面食，严禁烟酒，注意精神的调养，避免过度劳累，节制性欲，注意保暖，防止感冒，参加适当的体育锻炼。近年来，糖尿病患者的临床表现常为肥胖，而三多症状不明显，因此，应注意诊断鉴别。

十三、痿　证

案例

患者，男性，35岁，于2015年9月就诊。

症状：2个月前逐渐四肢肌肉萎缩，力量减退，四肢痿软，身体困重，时麻木、微肿，尤以下肢为重，时感足胫热气上腾，时有发热，胸痞脘闷，小便短赤涩痛，苔黄腻，脉细数。诊断：痿证。病机为：湿热浸淫，气血不运。

治法：清热利湿，通利筋脉。

方药：加味二妙散化裁。由于湿偏盛，胸脘痞闷、肢重且肿者，加厚朴、茯苓、泽泻理气化湿，佩兰化湿。形体消瘦，自觉足胫热气上腾、心烦、舌红或中剥、脉细数，为热偏甚伤阴，加生地、龟板、麦冬以养阴清热，每日1剂。服用十余剂后，症状好转，改用虎潜丸加减。方中虎骨*、牛膝能壮筋骨，锁阳温肾益精，当归、白芍养血柔肝，黄柏、知母、熟地、龟板滋阴清热。每日1剂，再服用十余剂。配合针灸、运动等疗法。

针灸疗法：选择督脉加阳明经穴位进行针刺，百会、大椎，中枢、气海、关元、曲池、合谷、足三里、太冲、阳陵泉、华佗夹脊穴等配合火针治疗，针灸隔日

---

*虎骨已不能用，现用水牛角代。

1次，15次为一个疗程，火针1周两次，以促进气血的运行，激活肌肉组织的生长。

饮食调理：建议食用富含蛋白质、维生素的食物，如瘦肉、鱼类、豆类、蔬菜水果等，促进肌肉组织的修复与增强。

康复训练加运动疗法：根据患者评估结果制定相应的康复训练方法，如手的抓握能力、下肢抬腿、盆底肌等训练，后期指导患者进行适度的肌肉锻炼，如慢跑、打太极拳、医疗气功等，帮助促进肌肉力量的增长，改善四肢肌肉萎缩的情况，恢复肌力，回归家庭与社会。

患者经过2个月治疗恢复了80%，随访半年已能生活自理。

按语：痿证是指肢体筋脉弛缓、软弱无力，日久因不能随意运动而致肌肉萎缩的一种病证。《素问玄机原病式·五运主病》曰："痿，谓手足痿弱，无力以运行也。"临床上以下肢痿弱较为多见，故称"痿躄"。"痿"是指肢体痿弱不用，"躄"是指下肢软弱无力，不能步履之意。

《黄帝内经》对痿证的记载颇详，在《素问·痿论》中作为专题论述，指出本病主要病理为"肺热叶焦"，肺燥不能输精于五脏，因而五体失养，产生痿软证候。据其病因、证候的不同，将痿证分为皮、脉、筋、肉、骨五痿。事实上五痿不能机械区分，但确有浅深轻重之异。在治疗法则上，《素问·痿论》提出"治痿者独取阳明"之说。同时在《素问·生气通天论》又有："因于湿，首如裹；湿热不攘，大筋软短，小筋弛长，软短为拘，弛长为痿。"说明湿热也是痿证发病原因之一。

痿证是以肢体痿软不能随意运动为主要症状的一种疾病。导致肢体痿软的原因十分繁杂，仅就《素问·痿论》所提到的就有"有所失亡，所求不得……发为痿躄。……悲哀太甚……传为脉痿……思想无穷，所愿不得，意淫于外，入房太甚……发为筋痿……有渐于湿，以水为事，居处相湿……发为肉痿……远行劳倦，逢大热而渴……发为骨痿"。可见不论内伤情志、外感湿热、劳倦色欲都能损伤内脏精气，导致筋脉失养，产生痿证。正如《证治准绳·痿》所说："若会通八十一篇言，便见五劳五志六淫尽得成五脏之热以为痿也。"

西医称其为神经功能障碍疾病、格林巴利综合征、神经脱髓鞘疾病、运动神经元疾病等。

本病以下肢痿最为多见，亦有手足并见痿弱的。严重的甚至于足不能任地，手不能握物，久则肌肉痿削，甚至瘫痪。

痿证可分为以下几种证型进行针药结合治疗：

1. 肺热津伤，筋失濡润

症状：病起发热，或热后突然出现肢体软弱无力，皮肤枯燥，心烦口渴，咳呛少痰，咽干不利，小便黄少，大便干燥，舌质红，苔黄，脉细数。

治法：清热润燥，养肺生津。

方药：清燥救肺汤加减。

2.湿热浸淫，气血不运

症状：四肢痿软，身体困重，或麻木、微肿，尤以下肢多见，或足胫热气上腾，或有发热，胸痞脘闷，小便短赤涩痛，苔黄腻，脉细数。

治法：清热利湿，通利筋脉。

方药：加味二妙散化裁。

3.脾胃亏虚，精微不运

症状：肢体痿软无力，逐渐加重，食少，便溏，腹胀，面浮而色不华，气短，神疲乏力，苔薄白，脉细。

治法：补脾益气，健运升清。

方药：参苓白术散加减。

4.肝肾亏损，髓枯筋痿

症状：起病缓慢，下肢痿软无力，腰脊酸软，不能久立，或伴目眩发落，咽干耳鸣，遗精或遗尿，或妇女月经不调，甚至步履全废，腿胫大肉渐脱。舌红少苔，脉细数。

治法：补益肝肾，滋阴清热。

方药：虎潜丸加减。

邓老认为，痿证是由五志六淫、房劳食滞等导致五脏内虚、肢体失养而引起，其病虚多实少，热多寒少。主要病理机制有肺热津伤、湿热浸淫、脾胃虚弱、肝肾髓枯等四种，亦有夹痰、夹瘀、夹积等。病机可涉及五脏，但与肺、胃、肝、肾关系最为密切。其证型以肺热津伤、湿热浸淫、脾胃亏虚、肝肾亏损为多见。治疗上，《素问·痿论》谓"治痿者独取阳明"，是指从补脾胃、清胃火、去湿热以滋养五脏的一种重要措施。朱丹溪用"泻南方、补北方"，是从清内热、滋肾阴方面，达到金水相生、滋润五脏的另一种方法。总的治法正如《医学心悟》所云："不外补中祛湿、养阴清热而已。"当然还要视具体病情选用填精、活血、化痰、运化等法。痿证的主要病理机转，虽有以上几种区分，但常常互相传变。如肺热叶焦，津失敷布，久则五脏失濡，内热互起，肾水下亏，水不制火，则火烁肺金，导致肺热津伤、脾虚与湿热更是互为因果。湿热亦能下注于肾，伤及肾阴，所以本病病证常常涉及诸脏，而不局限于一经一脏。但总的说来，肝藏血主筋，肾藏精生髓，津生于胃，散布于肺，本病与肝肾肺胃关系最为密切。夹杂者亦不鲜见，实证、寒证则较少。邓老特别指出，痿证的治疗，除内服药物之外，还要配合针灸、推拿、康复训练、医疗气功等综合疗法，适当加强肢体活动，这对痿证的恢复甚为重要，并有利于提高疗效。

十四、痹　症

案例1

患者王某某，男，18岁，2022年8月24日初诊。

患者因体检时发现血尿酸544.7 μmol/L，尿液pH值5.0。素大便时溏，纳差。望闻问切：舌红、苔白微腻，脉弦。

诊断：痹症前期。

辨证：湿热下注证。

方药：北柴胡10 g，合欢皮15 g，白土苓20 g，陈皮15 g，泽泻10 g，车前草15 g，炒栀子10 g，盐黄柏10 g，麸炒苍术15 g，当归10 g，荷叶10 g，赤小豆15 g，薏苡仁20 g，山药20 g，木瓜15 g，共10剂，每日1剂，一日3次。

二诊：治疗10日后，患者复查血尿酸394 μmol/L，尿液pH值6.0。中药在原方基础上去北柴胡、合欢皮、泽泻、车前草、炒栀子、盐黄柏、麸炒苍术、当归，加法半夏10 g，生白术15 g，生黄芪20 g，盐车前子10 g，玉米须10 g，生党参15 g，葛根20 g，10剂，每天1剂。上方治疗半月后患者复查血尿酸345 μmo/L，尿液pH值6.5。

案例2

洪某某，女，51岁，2024年3月28日初诊。

患者反复多关节僵痛8年余，加重1月，素口干，眼干涩，畏寒怕冷，双手及多关节轻度晨僵，神疲乏力，呃逆，饮食二便常，余无自觉不适。长期口服来氟米特10 mg，1天1次，白芍总苷0.6 g，1天2次。患者自觉经上述方案治疗后口眼干涩、畏寒怕冷、多关节晨僵未明显减轻。既往有慢性胃炎史。望闻问切：舌淡红偏暗，苔白，脉沉紧。辅助检查：红细胞沉降率45 mm/h，C反应蛋白31 mg/L，类风湿因子317.9 IU/mL，抗环瓜氨酸肽抗体473.34 RU/mL。双手X线片：左手中指骨关节炎征象。

诊断：尪痹（类风湿关节炎）。

辨证：肾虚骨弱证。

治疗上予以口服来氟米特10 mg，1天1次，白芍总苷0.6 g，1天2次；另联合中药：淫羊藿15 g，酒仙茅15 g，伸筋草15 g，舒筋草15 g，薏苡仁20 g，盐车前子10 g，盐杜仲15 g，烫骨碎补20 g，续断片20 g，姜厚朴10 g，佛手10 g，鹿衔草10 g，酒川芎5 g，黄芪20 g，炙甘草10 g，共8剂，2日1剂，每日3次。

二诊：治疗16天后，患者自诉多关节僵痛、口干、眼干涩明显改善，未再出现胃寒怕冷，神清、精神可，纳眠可。复查：红细胞沉降率 17 mm/h，C 反应蛋白 8 mg/L，类风湿因子 288.7 IU/mL，抗环瓜氨酸肽抗体 414.65 RU/mL。故治疗去薏苡仁、续断片、鹿衔草、黄芪，加知母 10 g，山慈菇 10 g，盐黄柏 10 g，生地黄 15 g。继续治疗半月余，患者自诉多关节僵痛基本缓解，偶有轻微口干眼干症状。

案例3

张某某，女，67 岁，2024 年 3 月 28 日初诊。

患者诉 1 年前无明显诱因出现口眼干燥，关节晨僵隐痛，口腔间断出现溃疡，伴潮热盗汗、畏寒、腹胀，大便畅，纳可，夜尿频，神疲乏力，夜眠差。坚持服用醋酸泼尼松 5 mg，1 天 2 次，雷公藤多苷片 20 mg 1 天 2 次。治疗后患者自觉治疗效果不明显。望闻问切：舌淡红、边齿痕，苔白黄，脉沉紧。辅助检查：红细胞沉降率 35 mm/h，C 反应蛋白 28 mg/L；抗核抗体（ANA）1:320、抗 SSA（+）、抗 SSB（+），Schirmer 4 mm，角膜染色（+），唇腺活检诊断：（唇腺活检组织）镜下示涎腺小叶组织，小叶结构完整，个别导管周围淋巴细胞及细胞个数大于 50 个。

诊断：燥痹。

辨证：肾虚毒泛证。

治疗上予以口服中药：盐杜仲 15 g，烫骨碎补 15 g，肉桂 5 g，盐黄柏 10 g，知母 10 g，山药 15 g，白术 10 g，生地黄 15 g，玉竹 10 g，石菖蒲 5 g，盐泽泻 10 g，炒莱菔子 5 g，姜厚朴 10 g，炒鸡内金 15 g，山楂 10 g，乌药 10 g，盐益智仁 10 g，路路通 10 g，共 4 剂，2 日 1 剂，每日 3 次。

二诊：治疗 8 天后，患者诉口眼干燥、关节晨僵隐痛较前缓解，潮热盗汗减轻，畏寒稍减，腹胀减轻，夜眠稍安，纳可。故在原方基础上去姜厚朴，加徐长卿 10 g。继续上方治疗半月余，患者症状基本消退。

按语：痹症是指正气不足，风、寒、湿、热等外邪侵袭人体，痹阻经络，气血运行不畅所导致的以肌肉、筋骨、关节发生疼痛、麻木、重着、屈伸不利，甚至关节肿大灼热为主要临床表现的病证。肢体经络痹症为常见病，发病率甚高，有些甚为难治，求治于中医者多，疗效亦佳。

痹症在文献上有许多名称，或以病因，或以症状，或以病因与症状结合命名，如风痹、寒痹、风湿、行痹、痛痹、着痹、历节、白虎历节、痛风等。《黄帝内经》最早提出了痹病名，并专辟"痹论"篇，对其病因、发病、证候分类及演变均有记载，为后世认识痹症奠定了基础。如论病因谓"所谓痹者，各以其时，重感于风寒湿之气也"；论证候分类谓"其风气甚者为行痹；寒气甚者为痛痹；湿气甚者为着痹也"。张仲景在《伤寒论》里对太阳风湿，在《金匮要略》里对湿痹、历节风进行了辨证论治，所创立的桂枝附子汤、桂枝芍药知母汤、乌头汤等至今仍为治痹的常用效方。隋代《诸病源候论》不仅对痹病的多种临床表现进行了描述，而且在病因学上提出了"由血气虚，则受风湿，而成此病"。唐代《千金要方》已认识到有些痹病后期可引起骨节变形，收集了许多治痹方剂，而且有药酒、膏摩等治法。金元时期，《儒门事亲》对相似的风、痹、痿、厥、脚气等病证进行了鉴别；《丹溪心法》提出了"风湿与痰饮流注经络而痛"的观点，丰富了痹症的病机理论。明清时期，痹症的理论有较大发展并日臻完善。《医门法律》对痹病日久，主张治疗应"先养血气"。清代温病学的形成，对热痹的病因、症状和治疗有更充分的论述。痹症久病入络在这一时期受到重视。《医宗必读》对痹症治疗原则作了很好的概括，主张分清主次，采用祛风、除湿、散寒治疗，行痹应参以补血，痛痹应参以补火，着痹应参以补脾补气。《医学心悟》《类证治裁》等医籍也赞同这一观点。

西医学的风湿性关节炎、类风湿性关节炎、强直性脊柱炎、骨性关节炎、坐骨神经痛等疾病以肢体痹症为临床特征，可通过临床症状、体征、特征性免疫学指标、影像学检查综合诊断。

临床痹症，邪偏胜者风寒湿热为病各有偏胜，根据临床主症特征，分辨主导病邪：如游走不定而痛者为风邪胜；疼痛剧烈，遇冷加重，得热则减者，寒邪为胜；重处固定，麻木不仁者湿邪为胜；病变处焮红灼热，疼痛剧烈者热邪为胜；病变处有结节、肿胀、瘀斑或肢节变形者，为痰瘀阻痹。辨别虚实根据病程长短及全身状况而定。一般突然发病或发病虽缓，但病程短者多为实证；反复发作，经久不愈者多虚实夹杂；疲乏少动者多气虚；面色㿠白、心悸者多血虚；肌肉麻木、肢节屈伸不利者多肝虚筋失所养；骨节变形，腰膝酸软，多肾虚骨痹不已。

痹症常见分型有行痹、痛痹、着痹、热痹、尪痹、气血亏虚证、痰瘀痹阻证等。行痹予以祛风通络，散寒除湿，中药内服代表方如防风汤加减，针刺取穴选外关、阳池、阳溪、丘墟、昆仑、照海，针用泻法，血海、膈俞，平补平泻。痛痹予以温经散寒，祛风除湿，中药内服代表方如乌头汤加减，针刺取穴选肾俞、腰阳关、关元俞、委中、阳陵泉，平补平泻，配合温和灸法。着痹予以除湿通络，祛风散寒，中药内服代表方如薏苡仁汤加减，针刺取穴选梁丘、犊鼻、阴陵泉、足三里、商丘，平补平泻，配合温和灸法。热痹予以清热通络，祛风除湿，中药内服代表方如白虎加桂枝汤、龙胆泻肝汤、宣痹汤，针刺大椎穴三棱针点刺出血，曲池穴、阳陵泉行透天凉手法，梁丘穴行捻转泻法。尪痹予以补肾祛寒，活血通络，中药内服代表方如补肾祛寒治尪汤、独活寄生汤，灸神厥、双肾俞、双足三里穴（隔日一次交替，每次30分钟），针刺腰阳关、太溪、昆仑、手三里穴，用补法，肿痛处泻法。气血亏虚证予以益气养血，舒筋活络，中药内服代表方如气血并补荣筋汤，灸血海、气海（交替），针刺足三里、手三里、膝眼、昆仑、太溪、阳溪、阳池穴，用补法。痰瘀痹阻证予以化痰行瘀，蠲痹通络，中药内服代表方如双合汤加减，灸神阙穴，针刺膻中、丰隆、血海、太冲、足三里穴，用平补平泻。

邓老认为，痹症内因饮食、药物失当，跌扑损伤，老年久病；外因感受风寒湿邪、风湿热邪。病机为风、寒、湿、热、痰、瘀等邪气滞留经脉、关节、肌肉，经脉闭阻。其病初邪在经脉、筋骨、肌肉、关节，日久也可由经络累及脏腑。相应的治则在初期用祛风、散寒、除湿、清热、祛痰、化瘀通络等法，且应相互兼顾；久病耗伤正气而虚实夹杂者，应扶正祛邪，用健脾益气、益气养血、滋补肝肾等法。

案例1为高尿酸血症，嘌呤代谢异常引发尿酸结晶沉积于关节及其附属组织，稍有不慎，可进一步发展为痛风。近年来，痛风性关节炎的发作呈年轻化的趋势。在邓老的看来，高尿酸血症可理解为痹症前期，即痛风前期，切勿耽误治疗时机。因此，邓老认为治疗高尿酸血症可参照痛风的治疗方案。痛风以"内毒"侵淫为其特色，多为本虚标实。内毒常为痰湿、瘀血，是为标实；本虚是由其津液运化之脏肺、脾、肾三脏功能失司，膏脂厚味运化无力，聚而生痰湿，湿久生热，或遇素体阳盛，脏腑郁热，流注关节筋骨，导致痛风发作。故湿浊为痛风性关节炎临床辨证论治的核心，化湿祛浊除毒为其主要治疗纲领。故邓老在本医案中运用泽泻、炒栀子、盐黄柏、荷叶、薏苡仁清热解毒、化浊降脂，北柴胡、合欢皮疏肝解郁，山药、白土苓、陈皮、麸炒苍术健脾燥湿、除痹止痛，当归、赤小豆活血消肿，木瓜舒筋活络。诸药合用契合痛风性关节炎的治疗大法，浊毒去，脏腑清，气血和，筋脉通，故患者血尿酸水平明显回落，收效甚显。故在第二方中去北柴胡、合欢皮、泽泻、车前草、炒栀子、盐黄柏、麸炒苍术、当归，加法半夏、生白术、生黄芪、盐车前子、玉米须、生党参、葛根利水渗湿、燥湿健脾，使湿邪从小便而解，湿去热孤，清热、利湿、泻热，取得良好效果。调和脾肺肾功能不足，兼顾脾肺肾脏腑同治，脏之功能宜调，六腑宜通，湿热之实邪自二便而解。

案例2西医诊断为类风湿关节炎，中医诊断为尪痹，病机为肝郁气滞，邪痹经脉。首诊以佛手疏肝理气，淫羊藿、酒仙茅补肾阳、强筋骨、祛风湿，伸筋草、舒筋草、鹿衔草祛风除湿、舒筋活络，薏苡仁、盐车前子利水渗湿、除痹止痛，盐杜仲、烫骨碎补、续断片补肾强骨，姜厚朴下气除满，炙甘草补脾和胃，酒川芎祛风止痛。诸药合用，可收疏肝理气、祛风通络之效，兼补脾和胃、下气除满之功效，同时在治疗过程中注意心理疗法，使关节僵痛、神疲乏力、呃逆等症减轻，精神大好。邪实稍解，故在第二方中去薏苡仁、续断片、鹿衔草、黄芪，加知母、山慈菇、盐黄柏、生地黄清热解毒、滋阴润燥，取得良好效果。尪痹作为疑难痹病，其病程一般较长，发病多与肾虚、邪侵、痰瘀等相关。治疗上以补肾祛邪为原则，补肾扶正以补肾强壮筋骨、养肝荣筋为主，可补肾助阳、滋补肝肾、壮督通络。祛邪以祛寒、清热、祛痰化瘀通络为主，寒盛者，治宜温阳散寒；湿热盛者，治宜清化湿热；兼有痰瘀者，治宜祛痰化瘀。根据尪痹的不同证型辨证论治，及时选用正确的治疗方案，充分发挥中医药优势，主张中西结合，取长补短，可更好地控制疾病进展。案例3的西医诊断为原发性干燥综合征，其主要的表现有口干、眼干、皮肤血管炎、皮肤干燥、关节疼痛、乏力等症状，与温病学中秋燥不同，亦不同于中医内科杂病里的精血下夺或药物引起的燥证，当属"痹病""燥痹"的范畴。本病的发病一方面是由于肾水亏损，肾阴不足，津液不能上润而致口眼干燥，此为本；另一方面是由于风、寒、湿、热、瘀、痰、毒为患，导致静脉血脉瘀阻，津液管道堵塞，此为标。本案患者为肾气虚，元阳不固，外邪侵入，血脉痹阻津道经脉，症见口干、眼涩、关节疼痛等。治疗当以养阴清热、化瘀生津为主。方中山药、玉竹、生地黄养阴润燥，盐黄柏、知母、盐泽泻清热燥湿、利水渗湿，烫骨碎补、乌药、肉桂行气止痛，路路通祛风活络，炒莱菔子、炒鸡内金、山楂、白术健脾消食、行气散瘀，姜厚朴下气除满，盐杜仲、盐益智仁补肾壮阳，强筋健骨。诸药合用，口眼干燥、关节晨僵隐痛、潮热盗汗、畏寒、腹胀诸症缓解，夜眠稍安，纳可。故在第二方中去姜厚朴，加徐长卿祛风化湿，取得良好效果。后期随访间断服药，无特殊不适。"燥痹"重在"补中健脾、顾护肾经、滋阴养血、生津润燥、行气通络、消瘀解毒"之法，结合患者的组织病理改变，联合西医方法，中西合璧，以求达到较好的治疗效果。

第二章　外科疾病

一、痛性结节

（一）乳　核

案例

唐某，女，39岁，2022年10月10日初诊。

患者1年前出现乳房作胀作痛，经行前期，量少色暗紫，夹有瘀块，伴轻微腹痛、胸胁部疼痛，脉沉微涩，舌苔黄薄腻，舌边尖红，伴有齿痕，舌下脉络瘀血，饮食二便调。辨证为湿浊下注，气滞血瘀证，治宜除湿化浊，利气活血，方用瓜蒌薤白半夏汤加减。处方：瓜蒌皮30 g，薤白30 g，法半夏20 g，当归20 g，白芍20 g，醋北柴胡30 g，茯苓20 g，麸炒白术30 g，炙甘草30 g，干姜20 g，干益母草30 g，女贞子30 g，墨旱莲30 g，马齿苋40 g，5剂，3日1剂，1天3次。

2022年10月24日二诊：患者双乳胀痛较前减轻，月经未净，经色暗红，脉沉微涩，舌苔黄薄腻，舌下脉络瘀血，饮食二便调。辨证为中焦气滞，痰瘀交阻，治宜和中利气，涤痰化瘀祛风，处方用前方加减：瓜蒌皮30 g，薤白30 g，法半夏20 g，当归30 g，白芍30 g，醋北柴胡30 g，茯苓50 g，淡竹叶30 g，麸炒白术50 g，炙甘草50 g，炮姜30 g，薄荷30 g，忍冬藤30 g，菊花30 g，蒲公英50 g，地丁草30 g，天葵子30 g，干益母草50 g，女贞子30 g，墨旱莲30 g，马齿苋40 g，醋香附30 g，郁金30 g，续断30 g，浙贝母30 g，5剂，3日1剂，1天3次。5剂药尽，疼痛大减。前方续服1年后，双乳结节已消，无痛感，经行期至，色红，量适中，无血块。

按语：本病多因平素郁闷忧思，致肝气郁结，气痰滞结于乳络，演变为核，多见于冲任不调，肝肾俱虚，加之脾土运化失职，气郁痰滞，结为乳中结核，或因气滞痰凝，易动忿怒，气郁湿滞，日久不解，聚积不散，发为乳核，多见于情绪容易激动的患者。

邓老认为，痰湿内蕴是乳核主要病机，健脾化痰除湿则是痰核的基本治法。"脾为生痰之源"，健脾理中常不可缺，"肺为贮痰之器"，宣肺涤痰为临床常用之法。方中瓜蒌皮、薤白祛痰散结，半夏辛温性燥，善能燥湿化痰，且又和胃降逆，共为君药。当归、白芍活血养血，柔肝止痛，佐以茯苓、麸炒白术健脾渗湿，渗湿以助化痰之力，健脾以杜生痰之源。加以淡竹叶清肺化痰，浙贝母清热润肺，化痰除湿。方中多选用健脾祛湿之药，以求治病求本，佐以化痰除湿的肺经药，起到调和上焦之功。复诊时，患者症状减轻，邓老在中药的化裁中加用醋香附、郁金，除了有行气止痛功效外，主要是治疗冲任失调导致的月经不调，以达到活血调经之效，加用干益母草、女贞子、墨旱莲用以活血祛瘀，以此来加强调经止痛之力，起到祛湿化痰、活血化瘀之效。

（二）甲状腺结节

案例

袁某，女，83岁，2021年11月2日初诊。

患者1周前右项侧起一瘰，颈部有紧绷感，面赤，烦热口渴，局部发红，触之质软，推之不移，舌质红，苔黄腻。脉滑数，纳差，大便偏干。诊断为瘿瘤，辨证为痰火瘀阻证，治宜清热解毒，软坚散结，方用海藻玉壶汤加减，处方：合欢花20g，首乌藤30g，当归30g，川芎30g，白芍30g，炙甘草50g，防风30g，皂角刺30g，猫爪草30g，海藻30g，昆布30g，鸡内金30g，佛手30g，茯神50g，珍珠母30g，瓦楞子30g，浙贝母30g，醋北柴胡30g，升麻30g，陈皮30g，法半夏

30 g，姜半夏 30 g，藤梨根 30 g，蒲公英 30 g，干鱼腥草 30 g，马齿苋 50 g，荷叶 50 g，桂花 30 g，荆芥 30 g。共3剂，3日1剂，1日4次，带水送服。

二诊：1月后痰核明显好转，偶见颈部有紧绷感，伴皮肤瘙痒。中药在原方基础上加用葶苈子 15 g，蛇床子 15 g，地肤子 15 g，白鲜皮 20 g，祛风止痒，继续上述方案治疗9天后，患者症状基本消失。

三诊：1年余后，患者复诊痰核已消，现见胸痛、腰部疼痛、左手小指指关节疼痛伴冰凉感，心脏怦怦跳动，面斑，舌质暗红，中心裂纹，舌下脉络瘀血，苔黄腻，脉弦涩，纳差，大便可。辨证为痰瘀结胸证，治宜行气解郁，祛痰宽胸，方用瓜蒌薤白半夏汤加减。处方：瓜蒌皮 30 g，薤白 30 g，桂枝 20 g，法半夏 20 g，醋北柴胡 20 g，当归 20 g，川芎 20 g，熟地黄 20 g，地龙 30 g，蝉蜕 20 g，夏枯草 30 g，天麻 30 g，佛手 30 g，鸡内金 60 g，荷叶 40 g，马齿苋 40 g，羌活 20 g，独活 20 g，厚朴 20 g，枳壳 20 g，枳实 20 g，牛蒡子 40 g，枸杞子 40 g，茺蔚子 40 g，车前子 40 g，浙贝母 30 g，青蒿 30 g。3剂，3日1剂，1日3次。9日后上述症状好转。

按语：甲状腺结节属中医瘰疬痰核的范畴，中医认为瘰疬痰核是由于肝肾阴亏、痰湿凝聚所形成的肿块。

瘰疬痰核多由于情志内伤、饮食不节、体虚劳倦、脾失健运等原因引起，临床表现为颈部一侧或两侧有大小不一的结块，皮色不变，触之如核，常伴有肿胀疼痛、瘰疬溃破流脓、发热、口渴、咽干等症状。

痰核，病名，首见于《医学入门》卷六，泛指体表的局限性包块。该病多因脾弱不运，湿痰结聚于皮下而成。症见皮内生核，多少不等，包块不红不热，不痛不硬，推之可移，多发于颈项、下颏、四肢及背部等处。治宜清痰和气为主。生于身体上部者多夹风热，生于下部者则多夹湿热。可用消瘰丸。

痰核即瘰疬。明《慎斋遗书》卷九谓："痰核，即瘰疬也，少阳经郁火所结。"瘰疬发病情况多由三焦、肝、胆等经风热气毒蕴结而成，肝肾两经气血亏损，虚火内动所致，可分为急性、慢性两类。急性多因外感风热、内蕴痰毒而发；慢性多因气郁、虚伤而发。该病常愤怒忿郁，谋虑不遂，精神颓靡。

邓老认为，痰火郁结是痰核瘰疬主要病机，痰气郁结化火，壅于颈前，则为痰核，痰结血瘀，结于胸中，则为胸痹；清热化痰、软坚散结是治疗痰核的基本治法。本案中患者痰核初起，红肿疼痛，舌质红，苔黄腻，脉滑数，皆为痰火瘀阻之象，病位在颈，方选海藻玉壶汤加减。方中合欢花、首乌藤疏肝解郁，川芎、白芍柔肝养血，皂角刺、猫爪草消肿散结，海藻、昆布化痰软坚，鸡内金、佛手行气消积，茯神、珍珠母平肝安神，瓦楞子消痰化瘀、软坚散结，以苦而微寒之浙贝母，清热化痰，消瘰散结，合用醋北柴胡、升麻、陈皮、法半夏、姜半夏，既有行气祛痰之功，又助软坚散结，桂花祛痰化瘀，藤梨根、蒲公英、干鱼腥草、马齿苋、荷叶、荆芥皆为疏风清热之品，全方以清热化痰、软坚散结为主，疏肝解郁、养血安神为辅。药精力专，标本兼顾，使热除痰消结散，则瘰疬、痰核自除。

本案患者1年后复诊出现胸痹，究其病因乃久病痰结血瘀，结于胸中，而发胸痹，症见面斑，舌质暗红，中心裂纹，舌下脉络瘀血，苔黄腻，脉弦涩。此时痰火余邪未尽，又因气滞血瘀，故为痰瘀互结胸中，病位在胸，方选瓜蒌薤白半夏汤加减。方中以瓜蒌皮、薤白、桂枝为君药通阳散结、祛痰宽胸，以法半夏、厚朴、枳壳、枳实、当归、川芎、茺蔚子为药，行气化痰、活血化瘀，兼以羌活、独活祛风通络止痛为佐，又以荷叶、马齿苋、车前子、浙贝母、青蒿疏风清热为使，清未尽之郁火。

（三）输精管痛性结节

案例1

张某，男，32岁。

患者4个月前行输精管结扎手术后，现出现阴囊有重坠胀痛感，可触及结节，结节坚硬，疼痛如针刺，按压加剧疼痛，加重时放射至小腹、两股、腰骶部，入夜后疼痛。舌质呈暗紫色，舌苔薄，脉象沉涩。辨证为：气滞血瘀证，治宜疏肝补肾、活血化瘀。

灸治方法

选穴：气海、双血海等为主穴，加膻中、膈俞、双足三里、关元、双肾俞。

操作：将燃着的艾条，置于所灸穴上方3~5cm，灸至皮肤温热红晕时为度。

疗程：早晚各灸1次。10日为1疗程，连续3个疗程。

指针方法

选穴：阿是穴、气海、双血海等为主穴。气滞加膻中、血瘀加膈俞、血虚加足三里、阳虚加双肾俞。指法，先泻后补。

操作

指针补法，以右手之拇指或食指或拇食二指指腹，作较长时间（3~5分钟）由右向左方向旋转的缓摩轻按法。

指针泻法，以右手之拇指或食指或拇食二指之指腹，作较短时间（1~2分钟）由左向右方旋转的急摩重按法。

指针用先泻后补法，先用指针泻治疗，继用指针补法在同一穴位上治疗。

疗程

每日治疗2次。连治10日1疗程，连续3个疗程后，患者痛感消失，阴囊结节消散。

案例2

张某，男，39岁，1984年1月就诊。

患者1年前行输精管结扎术后，即出现双侧结扎处疼痛，且放射至睾丸、腹股沟等处；劳动及性交后，或气候剧变时，疼痛加重，且性欲下降，阴痿、畏寒、肢冷，神疲懒言。用消炎止痛类药物治疗近1年，功效不显著。体查：双侧"痛结"肿大如蚕豆，压痛明显。舌质出现瘀点3个，舌下脉络瘀血粗紫。脉沉弦。诊断：输精管结扎术后并发痛性结节。气滞血瘀并阳虚气弱型。嘱患者停止药物治疗，轮流选用艾条悬灸阿是穴（即"痛结"）、气海、双血海、双膈俞、脑中、双足三里、关元及双肾俞等穴。每日早晚各灸1次，连灸10

日，诸症减轻大半，精神转佳。续灸10日，诸症悉消。改为日灸1次。

案例3

李某，男，45岁，1983年5月3日就诊。

患者行输精管结扎术后，出现双侧结扎处刺痛，痛处不移，痛结坚硬，性欲减退，精难排出，伴小腹刺痛，舌左侧现黄豆大瘀点3个，舌下脉络瘀血粗紫，脉弦涩。经中西药治疗3月无效。诊为血瘀证，用泻法"基础方"灸，继用先补后泻法悬灸膈俞，再用平补平泻法依次针刺关元、中极。每日1次，连治半月，诸症消失，随访半年，未见复发。

按语： 输精管痛性结节，是输精管绝育术后远期并发症之一，是由于瘀血阻塞精道所致。行输精管结扎（或堵塞）术后，结扎（或堵塞）处出现硬结，且在3个月以上仍能扪及者，并自觉结扎（或堵塞）处有排除了精神因素的局限性疼痛和结节压痛，"痛结"诊断即可成立。由此可使肾精下泄受阻，无法泄精受孕，多因气滞血瘀、肝肾亏虚所致。治疗时活血化瘀，疏肝补肾，以使阻塞的精道重新复通。

按照中医"不通则痛"的发病机理，结合各个病例之临床具体表现，将本组病例分为气滞型、血瘀型、气虚型、阳虚型。气滞型：以胀痛为主，常放射至睾丸、腹股沟、小腹甚至腰骶部。多兼有胸胁不舒、脘腹痞满、嗳气、纳呆。"痛结"不甚坚硬，脉弦。血瘀型：以刺痛为主，其痛不移，入夜尤甚，"痛结"坚硬，舌质有瘀斑，脉弦涩。气虚型：多系平素体质较差，以坠胀疼痛为主。其痛不剧，常在劳动或性交后，坠痛加重，多伴有神疲乏力、食少纳呆。"痛结"不甚坚硬，舌淡苔薄，脉虚弱。阳虚型：痛处不移、阴囊湿冷，得温则痛减。面色苍白，肢冷畏寒，有时阳痿、早泄，"痛结"不硬，舌淡苔白津润，脉沉迟或沉涩。临床上，单一证型虽较常见，而以两型、三型兼现者更为多见，必须结合临床表现之主、次、轻、重而定其证型。

临床上可用中医外治疗法进行治疗，选用阿是穴（即"痛结"）、气海、双血海、关元、中极等为主穴组成"基础方"，化裁施治。若胀痛并窜至睾丸、腹股沟、小腹甚至腰骶部，痛结不甚坚硬，茎不易举，射精不畅，脉小弦者，用泻法依次悬灸"基础方"中各穴后，再加用先泻后补法悬灸膻中穴；若刺痛，其痛不移，性欲减退，偶或性交，精难排出，痛结坚硬，舌质瘀点（或斑），舌下脉络瘀血粗紫，脉涩或弦涩者，以泻法依次悬灸"基础方"中各穴后，再加用先泻后补法悬灸膈俞；若坠胀顿痛，痛结不硬，劳累后加重，伴神疲乏力，性欲减退，偶或性交，茎不易举，精液点滴而下，舌淡，脉虚弱者，用补法依次悬灸"基础方"中各穴后，再加用先补后泻法灸双足三里；若冷痛为主，其痛不移，痛结坚硬，阴囊湿冷，滑精，精液清冷，舌淡，脉沉迟或沉涩者，以补法依次悬灸"基础方"中各穴后，再以先补后泻法加灸关元，双肾俞；若顿痛为主，且牵扯至睾丸或腹股沟，劳累后加重，性欲减退，偶或性交，多无精液排出，舌质瘀斑，脉虚弦者，用补法悬灸"基础方"中各穴后，再用先补后泻法悬灸双绝骨，继用先泻后补法悬灸膻中穴除有以上兼证，在"基础方"上加相应之穴和施用相应的手法外，还须再用捻转提插术依次以平补平泻法针刺关元、中极。

邓老认为，经络是运行气血、联系脏腑和体表及全身各部的通道，是人体功能的调控系统。中医针灸等传统外治法，是通过刺激穴位，使经络得疏通，气、血、津、液、精等得充足，脏腑功能得平衡，痰、湿、毒等诸邪得外泄，从而达到治疗作用。输精管结节，根据中医"不通则痛"的发病机理，结合各个病例之临床具体表现，可分为气滞、血瘀、气虚、阳虚四型。

以气海、双血海等为主穴，气滞加膻中、血瘀加膈俞、气滞加双足三里、阳虚加关元、双肾俞。或灸，或指针施治，均能达到温、通、补、泄目的，使结散痛止。案例1中邓老使用指针进行治疗，以指代针，疏利经穴，能理气散结、活血化瘀、消肿止痛，又能益气强阳，养血生血。用治输精管绝育术后并发痛结者，实有可取之长。指针治疗痛结，必须辨证分型，选穴施术，并严守补虚、泻实的治疗原则，才能收到满意的治疗效果。案例2、案例3中的患者是邓老20世纪80年代治疗的患者，就诊患者均经其他治疗无效后，至邓老处求医。邓老采用灸法为主进行治疗，收到很好的疗效。

二、筋　瘤

案例

患者张某，男，50岁。

因长时间站立工作导致右下肢筋瘤形成。初诊时见右下肢内侧筋脉隆起，色呈紫暗，可触及条索状瘤体，伴有下肢沉重、酸胀不适感。诊断为筋瘤。给予中药方剂活血散瘀汤加减。川芎20 g，当归10 g，赤芍10 g，苏木10 g，牡丹皮10 g，枳壳10 g，瓜蒌仁10 g，桃仁10 g，槟榔10 g，大黄2 g，黄芪15 g。煎服，同时结合针灸和推拿治疗。经过一个疗程的治疗，患者瘤体明显缩小，下肢不适症状明显缓解。后续巩固治疗一个月后，瘤体基本消失，随访一年未见复发。

按语：筋瘤，中医病名。以筋脉色紫、温度稍高、青筋垒垒、盘曲突起如蚯蚓状、形成团块为主要表现的浅表静脉病变。《外科正宗》云：“筋瘤者，坚而色紫，垒垒青筋，盘曲甚者结若蚯蚓。”筋瘤好发于下肢，可见于现代医学的下肢静脉曲张所形成的静脉团块。其特点是：筋脉色紫，盘曲突起如蚯蚓状，形成团块，伴有患肢酸胀不适，病久可伴发湿疮、臁疮。应与血管瘤相鉴别。若劳倦伤气证，治宜补中益气、活血舒筋，方用补中益气汤加减；寒湿凝筋证，治宜暖肝散寒、益气通脉，方用暖肝煎合当归四逆汤加减；外伤瘀滞证，治宜活血化瘀、和营消肿，方用活血散瘀汤加减。手术是治疗本病的根本办法，凡有症状而无手术禁忌证者均应手术治疗。筋瘤就诊科室中医科常见发病部位在下肢，常见病因多为长期站立负重工作，劳倦伤气，或多次妊娠，气滞血瘀，血壅于下；或骤受风寒或涉水淋雨，寒湿侵袭常见筋脉色紫，盘曲突起如蚯蚓状，形成团块，伴患肢酸胀不适，病久可伴发湿疮、臁疮。筋瘤，又称"筋疝"，现代医学中多指静脉曲张所致的筋脉曲张或怒张。

中医认为，其病因主要与先天禀赋不足、筋脉薄弱，加之久行久立，过度劳累，进一步损伤筋脉，以致经脉不合，气血运行不畅，血壅于下，血脉扩张充盈，日久形成筋瘤。

在临床上将筋瘤分为以下几个证型进行辨证治疗：

（1）气滞血瘀证

表现为患肢青筋迁曲，隆起或扭曲成团块状，站立时更明显，小腿下部皮肤有色素沉着，肌肤甲错，可伴有刺痛、活动后加重，舌淡或有瘀点，苔薄白，脉弦或涩。治法以活血化瘀、行气止痛为主，方选血府逐瘀汤加减。

（2）湿热下注证

表现为患肢沉重胀痛，浅静脉隆起、扩张变粗，甚则蜿蜒成团，肤色暗红或伴有热感，肢体肿胀，小便黄赤，大便秘结，舌苔黄腻，脉弦数或滑数。治法以清热利湿、活血化瘀为主，方选四妙勇安汤合桃红四物汤加减。

（3）脾虚湿盛证

患肢青筋迂曲，状如蚯蚓，下肢肿胀，按之凹陷，朝轻暮重，肢体沉重乏力，可伴有食少纳差，面色萎黄，舌淡，苔白腻，脉沉细或濡缓。治法以健脾利湿为主，方选参苓白术散加减。

特色疗法：在临床上常采用中药外洗、针灸、推拿等非手术治疗方法来缓解症状，促进血液循环，同时结合内服中药来调理全身症状。患肢用弹力绷带包扎，长期使用有时能使瘤体缩小或停止发展。邓老治疗较轻型筋瘤有时会用火针点刺瘤体，也收到一定疗效。

对于病情较重、非手术治疗效果不佳的患者，应考虑手术治疗。

邓老在临床实践中，常采用自拟的中药方剂进行治疗。方剂以活血化瘀、舒筋通络的药物为主，如桃仁、红花、赤芍、川芎等，同时根据患者的具体病情和体质，加减化裁，如脾虚湿胜给予健脾除湿之剂参苓白术散加减，湿热下注则用四妙勇安汤合桃红四物汤加减，以达到最佳治疗效果。针灸和推拿是中医治疗筋瘤的常用手段。邓老在针灸治疗中，多用火针与毫针全身辨证取穴，注重选穴的精准和针刺的深度，常用穴位包括阿是穴、足三里、承山等。推拿治疗则以舒筋通络、散结消肿为主，通过手法按摩、揉捏等，改善局部血液循环，促进瘤体消散。邓老治疗筋瘤的临床效果显著，通过对患者的随访观察，大部分患者在接受治疗后瘤体明显缩小或消失，下肢不适症状得到明显改善。同时，邓老强调，对于筋瘤的治疗应持续巩固，防止病情复发。通过综合治疗和患者的积极配合，筋瘤的治疗效果可以得到显著提高。

治疗筋瘤除了药物治疗外，还需要患者注意日常生活习惯，如避免久站久坐，适当进行下肢运动，以促进血液循环。同时，要保持心情舒畅，避免过度劳累，以免加重病情。

三、蛇串疮

案例 1

患者，男，53岁，2008年5月20日初诊。

患者于1周前过度劳累后感右侧胸胁部刺痛不适，继之出现簇集性粟粒至绿豆大小丘疹、丘疱疹，并迅速变为水疱，基底潮红，疱壁紧张发亮，内容物澄清，皮疹沿肋间神经走向单侧分布，排列成带状，伴有明显神经痛及局部淋巴结肿痛。在当地诊所予抗病毒、止痛等西医治疗，效果不佳。右侧胸胁部可见簇集性丘疱疹、水疱，基底潮红，部分已结痂，伴见口干口苦，烦躁易怒，夜寐不安，大便干结，小便黄赤，舌质红，苔黄厚，脉弦数。

西医诊断：带状疱疹。

中医诊断：蛇串疮（肝胆湿热型）。

治宜清肝泻火，解毒利湿。

方用解毒消疹汤加减：龙胆草10 g，栀子10 g，黄芩10 g，泽泻15 g，柴胡10 g，当归10 g，车前子15 g（包煎），生地黄15 g，生甘草6 g，金银花20 g，连翘15 g，板蓝根15 g，大青叶15 g，蒲公英15 g。7剂，每日1剂，水煎2次分2次服。外搽三黄洗剂，每日3次。

二诊（2008年5月27日）：药后疱疹颜色转淡，部分已干涸结痂，疼痛明显减轻，大便通畅，小便转清，口干口苦已除，舌质红，苔黄稍减，脉弦数。上方去蒲公英，加赤芍15 g、牡丹皮10 g凉血活血，续服7剂。

三诊（2008年6月3日）：药后疱疹基本消退，遗留色素沉着斑，疼痛已止，无其他不适，舌质红，苔薄黄，脉弦。上方去金银花、连翘、板蓝根、大青叶，再服7剂以巩固疗效。随访半年，未见复发。

按语：蛇串疮是一种皮肤上出现成簇水疱、呈带状分布、痛如火燎的急性疱疹性皮肤病。因皮损状如蛇行，故名蛇串疮；因每多缠腰而发，故又称缠腰火丹。本病又称之为火带疮、蛇丹、蜘蛛疮等。清《外科大成·缠腰火丹》称此症"俗名蛇串疮，初生于腰，紫赤如疹，或起水疱，痛如火燎"。以成簇水疱沿一侧周围神经作带状分布伴刺痛为临床特征。多见于成年人，好发于春秋季节，相当于西医的带状疱疹。

本病多为情志内伤，肝郁气滞，久而化火，肝经火毒，外溢肌肤而发；或饮食不节，脾失健运，湿邪内生，蕴而化热，湿热内蕴，外溢肌肤而生；或感染毒邪，湿热火毒蕴结于肌肤而成。年老体虚者，常因血虚肝旺，湿热毒盛，气血凝滞，以致疼痛剧烈，病程迁延。

在临床上将蛇串疮分为以下几个证型进行辨证治疗：

1.内治法

（1）肝经郁热：皮损鲜红，疱壁紧张，灼热刺痛；伴口苦咽干，烦躁易怒，大便干或小便黄；舌质红，苔薄黄或黄厚，脉弦滑数。

治法：清肝火，解热毒。

方药：龙胆泻肝汤加紫草、板蓝根等。若发于面部，加菊花以清肝解毒，引药上行；大便干结者，加大黄以通腑泻下；疼痛剧烈者，加川楝子、延胡索以疏肝理气止痛。

（2）脾虚湿蕴：皮损颜色较淡，疱壁松弛，疼痛略轻。伴食少腹胀，口不渴，大便时溏；舌质淡，苔白或白腻，脉沉缓或滑。

治法：健脾利湿。

方药：除湿胃苓汤加减。

（3）气滞血瘀：皮疹消退后局部疼痛不止，舌质黯，苔白，脉弦细。

治法：理气活血，重镇止痛。

方药：桃红四物汤加制香附、延胡索、莪术、珍珠母、生牡蛎、磁石等。若夜寐不安者，加酸枣仁以宁心安神；年老体虚者，加黄芪、党参以益气抗邪。

2.外治法

（1）初起用玉露膏外敷，或外搽双柏散、三黄洗剂、清凉乳剂（麻油加饱和石灰水上清液充分搅拌成乳状）外涂，或鲜马齿苋、玉簪叶捣烂外敷。

（2）水疱破后，用四黄膏或青黛膏外涂；有坏死者，用九一丹换药。

（3）若水疱不破，可用三棱针或消毒针头挑破，使疱液流出，以减轻疼痛。

邓老认为，蛇串疮虽病在肌肤，但实与肝胆湿热关系最为密切，治宜清肝泻火、解毒利湿，自拟解毒消疹汤治之，每获良效。方中以龙胆草、栀子、黄芩清泻肝胆湿热，泽泻、车前子清利湿热，柴胡疏肝解郁，当归、生地黄养血活血，共为君药；金银花、连翘、板蓝根、大青叶清热解毒为臣药；蒲公英清热解毒散结为佐药；甘草为使药，调和诸药。诸药合用，共奏清肝泻火、解毒利湿、凉血活血之功。邓老指出，带状疱疹的治疗应以清肝泻火、解毒利湿为法，兼以凉血活血，同时注意顾护胃气，方获良效。另外，带状疱疹患者常伴有明显的神经痛，在辨证施治的同时，应重视止痛药的应用，邓老常于方中加入延胡索、郁金、川楝子等以增强止痛效果。同时嘱患者注意休息，避免劳累，饮食宜清淡易消化，忌食辛辣、肥甘厚味之品，保持二便通畅，避免情志刺激，对预防复发有一定帮助。

同时，该病在急性疱期，可给予火针局部点刺，阻滞疱疹进一步扩散，也可围刺以活血化瘀，通络止痛。

四、湿　疮

案例1

艾某，46岁。

双手丘疱疹伴瘙痒10余年，加重3年。

2024年4月30日初诊：患者10余年前无明显诱因双手出现散在丘疱疹，伴明显瘙痒，表面糜烂、渗液，病情反复发作，夏季明显。3年前上述病情复发，病情加重，全身出现散在红斑、丘疹、丘疱疹，搔抓后部分皮损表面出现糜烂、渗液，皮损处瘙痒剧烈。曾到多家医院诊治，迁延未愈。3周前皮损范围扩大，瘙痒剧烈，影响睡眠，精神饮食可，睡眠差，大小便未见明显异常，体重未见明显改变。望闻切诊：舌红，苔白腻，脉弦。诊断：湿疮。辨证：湿热蕴结证。治疗：①皮损特大换药修复皮肤功能。耳针调节脏腑功能、安神止痒。取穴如下：心、脾、肾、内分泌、皮质下；灸法温通经络、调和气血，取穴中脘；普通针刺镇静止痒。②复方樟脑乳膏除湿止痒。③中药外敷治疗以清热解毒、祛风止痒。处方如下：生黄芪30 g，党参12 g，当归12 g，生地12 g，地肤子12 g，白蔹12 g，丹参20 g，蝉衣10 g，赤芍10 g，炒白术10 g，茯苓15 g，金银花15 g，连翘

15 g。每日3次。④口服中药处方如下：党参20 g，白术20 g，麸炒苍术5 g，白土苓30 g，白鲜皮15 g，地肤子20 g，干姜5 g，炒白扁豆20 g，芡实20 g，荆芥10 g，防风10 g，当归10 g，生地黄20 g，制何首乌10 g，首乌藤20 g，忍冬藤30 g，珍珠母20 g，牡蛎20 g。共4剂，每天1剂，每日3次。

二诊：治疗3天后，患者一般情况可，诉全身仍有散在新发丘疹、丘疱疹，皮损处瘙痒明显，余未诉特殊不适。查体：全身可见散在新发丘疹、丘疱疹，原有皮损较前稍消退，颜色稍变淡，伴少量散在抓痕，少部分痂壳脱落，余较前无特殊补充。治疗上加以火针点刺、祛风止痒，全身选穴：曲池、肺俞、脾俞、足三里。继续上述方案治疗6天后，患者症状基本消失。

案例2

林某，78岁，2024年4月24日初诊。

患者2年前无明显诱因面颈部出现散在红斑、丘疹伴瘙痒，1周前红斑丘疹面积增多，瘙痒剧烈，皮温高，夜间睡眠差。饮食尚可，情绪未见改变，二便正常。望闻切诊：舌淡，苔薄白，脉缓略弦。诊断：湿疮。辨证：湿热蕴结证。治疗：①耳针以调节脏腑、安神止痒；灸法以扶正祛邪、调节脏腑功能；普通针刺以祛湿通络、祛风止痒。②口服乌灵胶囊补肾健脑，养心安神。③中药口服以凉血止痒，处方如下：板蓝根 45 g，滑石 30 g，石膏 30 g，炒蛇床子 15 g，白鲜皮 30 g，地肤子 30 g，葫芦壳 15 g，茯苓 15 g，川朴 9 g，苍术 9 g，紫草 15 g，蚕沙（包）15 g，地丁草 15 g，生军（后下）3 g，马齿苋 30 g，牵牛子 9 g，大青叶 30 g，银花 18 g，连翘 18 g，泽泻 15 g。水煎服。共 5 剂，每天 1 剂，每日 3 次。④中药外敷：苦参 30 g，樟木 30 g，枯矾 30 g，明矾 30 g，蛇床子 30 g，地肤子 30 g，白鲜皮 30 g，土槿皮 30 g，山豆根 30 g，火麻仁 60 g，芙蓉叶 30 g，蚕沙 30 g，野菊花 30 g，马齿苋 30 g，豨莶草 30 g，冰片 9 g，浮萍 30 g，白及 30 g，大青叶 30 g，板蓝根 30 g。7 剂，纱布包药，加水 2 000 mL，煎沸后，文火煎 20 分钟，每日 3 次。

二诊：治疗 7 天后，患者面颈部皮损面积减少，无新发皮损。自诉瘙痒感稍减轻，夜间睡前瘙痒明显，睡眠尚可。故治疗方案加以放血疗法以引邪外出、祛风止痒。继续上述方案治疗 3 天后，患者症状基本消失。

案例3

舒某某，女，62 岁。

面颈、下肢部红斑、丘疹伴瘙痒 1 月，加重 6 日。

2024年3月2日初诊：患者1月前无明显诱因面颈部、下肢部出现散在红斑、丘疹，部分融合成片伴剧烈瘙痒，6日前面颈部皮损面积逐渐增多，部分皮损融合成片，部分皮损有渗出，瘙痒剧烈，皮温高，纳可，睡眠尚可，情绪未见改变，小便正常，大便正常。舌质暗红，苔白腻，脉滑数。诊断：湿疮。辨证：湿热蕴肤证。治疗：①耳针以调节脏腑、安神止痒；中药涂擦治疗润肤消斑止痒；灸法温通经络、调和气血、扶正祛邪；冷疗镇静消炎。②外用马齿苋煎汤汤燥湿止痒，每天1剂，外用。③康复新液稀释外敷患处帮助皮肤修复，外用除湿止痒膏清热解毒消斑止痒，外用清肤洗液清热解毒对症止痒。④口服金蝉止痒胶囊清热解毒，消斑止痒。

二诊：治疗3天后，患者神清，精神尚可，自诉面颈、下肢部红斑、丘疹瘙痒较前有所减轻，纳可，眠差，大小便正常。查体见：面颈部红斑丘疹颜色逐渐减淡，红肿较前稍减轻，下肢部对称性瘙痒减轻，未见新发皮疹，皮温稍高，故治疗方案加以放血疗法化瘀消斑止痒，给予拔罐疗法除湿止痒。

三诊：治疗6天后，患者神清，精神尚可，红斑红肿消退，瘙痒基本缓解。查体：面颈部红斑丘疹红肿消退，双下肢红斑丘疹明显减轻，可见局部干燥，抓痕逐渐修复，瘙痒缓解，未见新发皮疹，皮温正常。继续上述方案治疗3天后，患者症状基本消失。

按语：湿疮是一种由于禀赋不耐，多种内外因素引起的过敏性炎症性皮肤病，以多形性皮损、对称分布、易于渗出、自觉瘙痒、反复发作和慢性化为临床特征。本病男女老幼皆可罹患，而以先天禀赋不耐者为多。一般可分为急性、亚急性、慢性三类。本病相当于西医的湿疹。

古代文献对湿疮的记载，较为详细。《诸病源候论·浸淫疮候》曰："浸淫疮，是心家有风热，发于肌肤。初生甚小，先痒后痛而成疮。汁出浸渍肌肉，浸淫渐阔乃遍体。其疮若从口出流散四肢则轻，若从四肢生然后入口则重。以其渐渐增长，因名浸淫疮也。"《医宗金鉴·血风疮》亦曰："此证由肝、脾二经湿热，外受风邪，袭于皮肤，郁于肺经，致遍身生疮，形如粟米，瘙痒无度，抓破时脂水浸淫成片，令人烦躁，口渴，瘙痒，日轻夜甚。"明确提出了浸淫疮、粟粒疮的病名、病因病机、临床特点及预后。《外科正宗·肾囊风》曰："肾囊风，乃肝经风湿而成。其患作痒，喜浴热汤，甚者疙瘩顽麻，破流脂水，宜蛇床子汤熏洗二次即愈"，提出了肾囊风的病机、症状特点及治疗方药。

湿疮的病因病机，总因禀赋不耐，风、湿、热阻于肌肤所致；或因饮食不节，过食辛辣鱼腥动风之品；或嗜酒，伤及脾胃，脾失健运，致湿热内生，又外感风湿热邪，内外合邪，两相搏结，浸淫肌肤发为本病；或因素体虚弱，脾为湿困，肌肤失养；或因湿热蕴久，耗伤阴血，化燥生风而致血虚风燥，肌肤甲错，发为本病。

湿疮辨证，明辨燥湿及虚实尤为重要。辨燥湿，主要根据皮损表现和皮肤情况等进行辨证。若患部皮肤增厚，表面粗糙，皮纹显著或有苔藓样变，触之较硬，暗红或紫褐色，常伴有少量抓痕、血痂、鳞屑及色素沉着，可辨为燥证；若皮损群集或密集成片，形态大小不一，边界不清，以红斑、丘疹、丘疱疹、小水疱为主，抓破后流滋，可辨为湿证。湿疮的病程较长，反复发作，可出现虚实转化或夹杂，首当辨虚实。若发病急，病程短，皮损潮红、肿胀、丘疹、水疱、糜烂、流滋，边界不清，剧烈瘙痒，心烦口渴，大便秘结，小便短赤，舌红，苔黄腻，脉滑数，为湿热内盛，浸淫肌肤，辨为实证；若发病较缓，皮肤潮红，有丘疹，瘙痒，抓后糜烂渗出，食少腹胀，便溏，舌淡胖，苔白腻，脉濡缓，为湿邪困脾，脾失健运，导致脾虚，出现脾虚湿蕴，辨为虚实夹杂证；若病程长，皮肤色暗或色素沉着，肥厚粗糙，剧烈瘙痒，舌淡红，苔薄白，脉弦细，为湿热日久，耗伤阴血，血虚风燥，辨为虚证。

湿疮常见临床证型以湿热蕴肤证、脾虚湿蕴证、血虚风燥证为主，相应治法以清热利湿、健脾利湿、养血祛风为主。湿热蕴肤则以清热利湿止痒，中药内服代表方龙胆泻肝汤合萆薢渗湿汤加减；脾虚湿蕴则以健脾利湿止痒，中药内服代表方除湿胃苓汤或参苓白术散加减；血虚风燥则以养血润肤，祛风止痒，中药内服代表方当归饮子或四物消风饮加减。

针灸治疗选穴如曲池、足三里、三阴交、阴陵泉，耳针治疗选穴如肺、神门、肾上腺、肝、皮质下。火针局部取穴为阿是穴，全身选穴可用曲池、肺俞、脾俞、足三里。

邓老认为，湿疮属中医"粟疮湿癣"或"浸淫疮"范畴。《医宗金鉴·浸淫疮》云："淫疮发火湿风，黄水浸淫似疥形，蔓延成片痒不止。"痒有多种原因，风胜者则干痒而有脱屑，湿胜者痒而出水甚多。案例1患者当属湿胜。湿疮之发生，并兼有内、外之因，然以内因为主，慢性湿疹尤以内因为重，多由饮食不节，伤及脾胃，导致脾运失健，水湿停滞，湿热内蕴，复感风邪，风湿热三邪蕴于肌肤而发病。故法取健脾祛湿以治本，祛风清热以治标。方中党参、白术、茯苓健脾燥湿，地肤子清利湿热，银花、连翘清热解毒，蝉衣祛风止痒，当归、赤芍、生地、丹参凉血活血，取"血行风自灭"

之意，结合黄芪、白蔹，欲疮生肌，促进糜烂的收敛愈合，标本兼顾，疗效良好。

案例 2 患者年高，气血渐亏，血不养肌肤，又易受湿热之邪侵袭肌肤，而成此症。故治疗上以内服清热解毒、燥湿止痒中药，配合外用同治。内服方中以葫芦壳、茯苓、泽泻、牵牛子、滑石、浮萍、地肤子利水渗湿，通过利小便以除湿，石膏清热泻火，大黄配茵陈清热化湿，厚朴、苍术增强化湿功效，蚕沙（包）祛风除湿，配以大剂量板蓝根、大青叶、连翘、银花、地丁草、马齿苋、白鲜皮清热解毒，紫草凉血活血解毒，炒蛇床子燥湿杀虫止痒，生地凉血；配合外洗中药的方法，用苦参、地肤子、樟木、枯矾、川连、黄柏、苍术、浮萍、蚕沙清热燥湿，马齿苋、豨莶草、山豆根、野菊花、芙蓉叶、大青叶、板蓝根清热解毒，苦参、地肤子、白鲜皮、蛇床子、土槿皮、明矾杀虫止痒，火麻仁、白及润肤止痒，冰片辛香走窜之性引药入肌肤，缓解病情从而取得良效。

案例 3 患者急性发作湿疹属湿热内蕴，复感毒邪，内外两邪相搏，充于腠理，浸淫肌肤而发，故以清热利湿、祛风止痒法治之。

在治疗湿疮的过程中应注意急性者忌用热水烫洗和肥皂等刺激物洗涤，同时慎用火针治疗。治疗后局部可发痒，应避免搔抓，并注意保持局部清洁。局部出现红晕或红肿未完全消失时，避免沾水，防止感染。宜清淡饮食，多食新鲜水果和蔬菜，忌食辛辣油腻之品。保持心情愉快，大便通畅，注意休息。积极寻找并避免诱发加重病情的因素。

五、粉　刺

案例

患者，女，41 岁。2023 年 12 月 10 日初诊。

患者以面部反复长脓疱性痤疮就诊。平素急躁易怒，头晕，全身乏力，口干口苦，纳差，失眠，大便 1 日 1 次，大便不成形，小便调。脉沉涩，舌质红，舌中心苔黄厚腻，舌下脉络瘀血。诊断：粉刺——湿热蕴结。治疗：①针刺：阿是、足三里、三阴交、阴陵泉穴，留针 30 分钟。②火针：阿是穴点刺不留针。③中药予野菊花 20 g，金银花 20 g，蒲公英 30 g，紫花地丁 20 g，天葵子 20 g，白芷 30 g，五味子 20 g，炒酸枣仁 20 g，党参 30 g，麸炒白术 30 g，当归 20 g，酒川芎 20 g，白芍 30 g，熟地黄 20 g，北柴胡 20 g，茯苓 30 g，马齿苋 30 g，冬瓜子 30 g。7 剂，水煎服，每日 1 剂，1 日 3 次，饭后温服。

二诊：患者 7 日后复诊时表示服药后整个人变得清爽了不少，不光面部痤疮消了，脸也不那么油了，饮食睡眠均得到了很大的改善。

按语：粉刺是一种毛囊、皮脂腺的慢性炎症性皮肤病。因典型皮损能挤出白色半透明状粉汁，故称为粉刺。《医宗金鉴·外科心法要诀·肺风粉刺》云："此证由肺经血热而成，每发于面鼻，起碎疙瘩，形如黍屑，色赤肿痛，破出白粉刺，日久皆成白屑，形如黍米白屑，宜内服清肺饮，外敷颠倒散。"本病以皮肤散在性粉刺、丘疹、脓疱、结节及囊肿，伴皮脂溢出为临床特征。好发于颜面、胸、背部。多见于青春期男女。相当于西医的痤疮。

素体血热偏盛是粉刺发病的内因，饮食不节、外邪侵袭是致病的条件。若湿热夹痰，则会使病程缠绵，病情加重。

临床上将粉刺分为以下几个证型进行辨证治疗：

1.内治法

（1）肺经风热：丘疹色红，或有痒痛。舌红，苔薄黄，脉浮数。

辨证分析：肺经风热，壅阻于肌肤，故丘疹色红，或有痒痛；舌红、苔薄黄、脉浮数为肺经风热之象。

治法：清肺散风。

方药：枇杷清肺饮加减。

（2）湿热蕴结：皮损红肿疼痛，或有脓疱。伴口臭，便秘，尿黄。舌红，苔黄腻，脉滑数。

辨证分析：饮食不节，过食辛辣肥甘，湿热蕴结，熏蒸肌肤，故皮损红肿疼痛，或有脓疱；湿热蕴结肠胃，故口臭，便秘；尿黄、舌红、苔黄腻、脉滑数为湿热蕴结之象。

治法：清热化湿。

方药：枇杷清肺饮合黄连解毒汤加减。

（3）痰湿凝结：皮损结成囊肿，或伴有纳呆，便溏，舌淡胖，苔薄，脉滑。

辨证分析：脾失健运，化湿生痰，痰湿凝结于肌肤，故见皮损结成囊肿；中焦不运则纳呆，便溏；舌淡胖、苔薄、脉滑为痰湿凝结之象。

治法：化痰健脾渗湿。

方药：海藻玉壶汤合参苓白术散加减。

2.外治法

（1）中药外搽：颠倒散、鹅黄散等，茶水调搽，或三黄洗剂、颠倒散洗剂、痤疮洗剂等外搽。

（2）针刺：取手足阳明经腧穴为主。针用泻法。穴取合谷、曲池、阳白、内庭、四白。

（3）耳针：耳尖、肺、大肠、内分泌、交感。每次选3~4穴，耳点刺放血，余穴用毫针刺，中度刺激，每次留针20~30分钟，每日1次。

（4）火针：可选择阿是穴点刺，不留针。

（5）刺络拔罐法：可选用肺俞、血海等，用三棱针点刺后拔罐，令出血3~5 mL。

邓老认为，粉刺因风、因热、因痰而发，病位在阳位上位。本案例中患者湿热蕴结，湿热使气机阻滞故皮疹红肿疼痛，热腐可成脓，并伴随一系列湿热内蕴之象。五味消毒饮是一副很好的"消炎药"，不仅可以外消疮毒，还可以内清脏腑邪毒，肠痈、肺痈、乳痈等诸多疾病均可应用。痤疮属于皮肤类的疾病，但也不可一味地采用清热解毒药物猛攻。俗话说"有诸内，必行于诸外"，皮肤类的问题可能只是一个表象，对此患者而言，脾胃虚弱运化无力是其根本，方中加入"四君子汤"，既可以补脾胃，又可以防止诸多清热药损伤脾胃，方中马齿苋、冬瓜子药食同源，可使湿热从小便排出，滑痰利水不伤阴。同时"女子以血为本，以肝为先天"，该患者有明显的肝郁和气血虚弱的症状，在清热的基础上还应该加用疏肝解郁、补益气血的药物，方中就加了当归、党参、熟地黄等药物来补益气血，柴胡来疏肝。

在治疗粉刺的过程中，邓老强调让患者经常用温水、硫黄肥皂洗脸，以减少油脂附着面部堵塞毛孔，禁止用手挤压皮损，以免引起感染，少食油腻、辛辣及糖类食品，多吃新鲜蔬菜、水果，保持大便通畅。

六、天行赤眼

案例

陈某，女，61岁。于1981年9月20日就诊。

患者双眼痒痛、流热泪、眼分泌物胶黏量多，羞明畏光1天，并现恶寒、鼻塞、流涕、咽痛、头痛，口干苔黄，小便黄而灼热、大便干结。查体：舌苔薄黄乏津、舌红绛、脉浮数。双眼白睛点状溢血。眼睑红肿，分泌物多。西医诊断：急性卡他性结膜炎。中医诊断：天行赤眼。治疗上遂对双耳压病点，双太阳穴常规消毒后用点刺所取穴约0.2 cm深，每穴放血7~8滴。每日如此治疗2次，并嘱患者自用0.25%氯霉素眼药水滴双眼，日滴4~5次。连续治疗3天，临床症状完全消失，痊愈。

按语：本病白睛暴发红赤，眵多黏结，常累及双眼，能迅速传染并引起广泛流行，故称天行赤眼。又名天行赤热、天行暴赤，俗称红眼病。本病见于《银海精微》，该书对本病病因及其传染流行等均有描述。多于夏秋之季发病，患者常有传染病接触史。本病与西医学之急性传染性结膜炎相似。

本病一般由外感疫疠之气所致，或兼肺胃积热，内外合邪交攻于目而发。

本病系感受疫疠之气所致，处在流行区内都有染病的可能。因为"邪之所凑，其气必虚"，故对本病辨证应注意到病邪与正气的关系。如感邪轻而正气强，则发病轻而易愈，否则病情较重。若日久不愈，每易并发黑睛星翳。

临床上将天行赤眼分为以下几个证型进行辨证治疗：

1. 内治

（1）初感疠气

主证：病初起，眼局部症状俱悉，但不严重，全身症状多不明显。

治法：疏风散邪，兼以清热。

方药：疏风散热饮子加减。方中用防风、羌活、牛蒡子、薄荷以疏风散邪；连翘、栀子、甘草以清热解毒；因疫毒壅滞脉络，故用大黄、赤芍、川芎以凉血活血。

（2）肺胃积热

主证：患眼灼热疼痛，胞睑红肿，白睛赤丝鲜红满布，眵泪黏稠，兼有头痛烦躁，或便秘溲赤，苔黄脉数。

治法：清热泻火，解毒散邪。

方药：泻肺饮加减。

（3）疫热伤络

主证：眼部症状除同上述外，尚见白睛或睑内有点状或片状之溢血。

治法：清热凉血，解毒散邪。

方药：泻肺饮去羌活，加地黄、牡丹皮、紫草。

2.外治

（1）黄连西瓜霜眼药水、熊胆眼药水或10%～50%千里光眼药水滴眼。

（2）胆汁二连膏涂眼。

3.针刺疗法

可针刺合谷、曲池、攒竹、丝竹空、睛明、瞳子髎等穴。点刺眉弓、眉尖、耳尖、太阳放血。

"天行赤眼"在民间通称"红眼病"，即现代医学所称的"急性卡他性结膜炎"，为临床常见的传染性十分强的流行性眼病，容易造成广泛流行，故不论中西医都强调加强个人卫生，或以眼药水滴眼防之等等。但都不能积极调动和增强人体正气以抗御本病发生。虽有以口服清热泻火、解热祛风类中药预防者，其确切效果，仍乏定论。1981年本病在下川东大流行以来，邓老用刺络放血并指针"肝窍"进行治疗，效果较满意。本案例为邓老在1981年接诊的患者，邓老在治疗该病时认为天行赤眼的病因是"疠气"。外感时邪热毒，内由血热成瘀，内外合邪，交攻上目是其病机。刺络放血并指针"肝窍"，可先泻热于内，外来"疠气"便无所附，故可有效防之。点刺双耳压痛点，或加刺双太阳、攒竹等穴放血治疗兼发火眼，除显效迅速外，还具有操作简便、使用安全等优点，而对双耳压痛点、双太阳、双攒竹诸穴点刺放血，能尽快地祛除时邪热毒，较之口服中药汤剂效果更佳。

七、会阴瘙痒

案例1

杨某某，女，34岁，2022年9月24日初诊。

患者诉外阴潮湿、瘙痒，睡眠一般，眠浅，月经量少，提前2天，经色鲜红，第3天经色暗，7天暗经。

诊断：阴痒——痰浊下注化风，湿浊下注夹瘀。

治法：疏肝解郁，涤痰化瘀，祛风杀虫。

中药：陈皮30g，茯苓25g，大腹皮15g，五加皮15g，苦参20g，马齿苋30g，荷叶30g，忍冬藤30g，菊花30g，蒲公英30g，地丁草20g，天葵子20g，半边莲20g，半枝莲20g，猫爪草30g，黑顺片（附片）20g，干姜20g，肉桂20g。5剂，口服，每天1剂，每日3次。苦参30g，蛇床子20g，地肤子20g，白芷20g，黄柏15g，紫荆皮20g，枯矾10g，花椒15g。15剂，外用，每天1次。

二诊（2023年1月4日）：患者诉症状较前好转，续前方，内服中药加干益母草30g，川芎20g，醋北柴胡15g。中药外用同前。

三诊（2023年3月29日）：患者诉症状明显缓解，治疗同前。随访1年，患者未复发。

案例2

邓某某，男，60岁。

患者素喜饮酒，患会阴部瘙痒6年，痒以晚间为剧，遇热遇冷俱加重。抓破出黯红色血水少许，会阴部皮肤呈黯红色。患者嗜酒，尤在大量饮酒后，抓破出黄水，结痂色黄，且痂上盖痂。饮酒少时，无此现象。舌质紫黯，舌下静脉怒张，脉弦涩。反复用民间方治疗效果不显。邓老从湿浊酿热、血瘀化风论治。用黄柏、胆草、土茯苓、萆薢各10g，当归、赤芍、桃仁、丹皮各12g，红花5g，僵蚕、蝉蜕各6g，白鲜皮、地榆各15g内服。外用黄柏、蛇床子、青黛、枯矾各10g，研成极细末。无黄水时，调清油擦患部；黄水流滴时，除嘱其禁酒外，敷药于患部。如此内服中药25剂，外敷中药每日2次，经治1月痊愈。

按语：会阴瘙痒虽属小恙，因患者隐苦于痒、羞讳于医而久不得治，终致夜不能寐，食不甘味，面黄肌瘦，神疲乏力，仅在举止有伤大雅、不得已而就诊者，仍为数不多。根据前人经验，痒多属于"风"。此风除外在之"风毒"外，必有一种"内在之风"。邓老认为内风是主要的。没有内风，外在之风毒即不易伤人。内在之风的产生，常缘于血。血热、血虚、血燥、血瘀皆可生风。没有湿热亦能化风。在内风相召、外风相感、湿浊相遏、流注会阴的情况下，便产生会阴瘙痒。

邓老根据痒证属"风"之说和"治风先活血，血行风自灭"的原则，再结合湿毒流注会阴，生热、生虫便产生会阴瘙痒的临床经验，创制既能和血祛风，又可燥湿除毒、洁阴止痒的治会阴瘙痒基础方（简称"基础方"）结合临床不同证型，灵活化裁运用。

1.内服基础方

当归、生地、首乌、僵蚕、蝉蜕、银花、菊花、地肤子、苦参、白鲜皮等。方中当归、生地、首乌能凉血活血，僵蚕息内风，蝉蜕祛外风，二味虫药相伍，合治内外之风，搜剔隐伏之邪力强，且为有情之品，能增强止痒之力而不伤正；白鲜皮专解风毒止痒，地肤子、苦参燥湿除毒，银花、菊花与以上药物相伍，专攻凉解血分风毒。本方既能活血祛风，又可燥湿止痒，实可谓标本兼顾之剂。临床各型，常据此加减化裁收效。

湿热型，去生地、首乌，加黄柏、胆草、土茯苓，以清热祛湿；湿偏重加苡仁、泽泻、猪苓、萆薢；热偏重加栀子、连翘或黄芩。血热型，减当归，重用生地，加丹皮、赤芍、紫草，病重者酌情兼服紫雪丹类。血燥型，除重用和血药外，并加党参、沙参、玄参以养阴益气，生血滋燥，痒甚难忍加全蝎、蜈蚣、地龙、乌梢蛇等虫药类搜剔风毒而止痒。血虚型，加丹参、熟地、鸡血藤（或鸡血藤膏）。若兼血虚气弱者，参、黄芪、白术等亦可酌情应用，增强补气生血之力。血瘀型，加桃仁、红花、地龙、乌梢蛇、丹皮、赤芍之类，可活血化瘀，达到从根本上祛风的目的。

对于反复发作、久治不愈者，多责之于脾胃之虚。脾不散津，变为湿浊，下注会阴，久则酿热，湿热化风；湿热生虫，虫蚀会阴、瘙痒便作。凡见纳呆食少，大便溏薄，神疲肢倦，少气懒言，每在基础方中加白术、淮山药、白扁豆等以培脾益胃，调补中州治其本，辄获意外之良效。夹虫者，在基础方中加槟榔片、雷丸、榧子、苦参等燥湿杀虫止痒。

2.外用药

（1）敷药：应辨别干性与湿性两种。无黄水等分泌物为干性，药用黄柏、青黛、蛇床子、枯矾、麝香共研为极细粉末，加清油调敷患部；婴幼儿会阴部干性瘙痒，多用黄柏、党参、蛇床子共研细末，蜜水调敷患部。若属湿性，即有黄水者，勿用清油或蜜水调擦，以免黄水等分泌物难于排出。证属湿性，每多黄水淋漓，应干捻伤口，则黄水易收。亦切忌加醋外敷，否则，湿邪难出，衍生他患。

（2）洗药：各型都可用洗药。基本药：花椒、明矾、苦参、黄柏、地肤子、蛇床子、大枫子等。煎水每日早晚洗患部1次。顽固性奇痒难忍常加轻粉、雄黄；湿甚而黄水特多，重用苦参、枯矾、煅牡蛎；血热加银花藤、丹皮；血虚血燥，常减大枫子，加地榆、槐花、冰片煎洗。每日2次。

案例1中的患者湿浊与病虫互相滋生，其虫作祟，则阴部瘙痒，如虫行状，甚则奇痒难忍，灼热疼痛；湿热下注，秽液下流，则带下量多；湿热与瘙痒共扰心神，则心烦少寐。故中药除了采用苦参、五加皮等祛风除湿之药以外，还要加入陈皮、茯苓等健脾祛湿之物，同时加入菊花、蒲公英、地丁等药清热解毒，诸药合用，方能奏效。再配合外用方药，直指病患，加强治疗效果。案例2为邓老20世纪80年代治疗的病患，患者为男性，饮酒为其诱发因素，为典型的湿浊酿热、血瘀化风的情况。瘀血滞络，日久化风，湿浊浸渍，风湿相搏，结于会阴，致成瘙痒。若兼虫者，多奇痒难忍，坐卧不宁，甚者彻夜难眠。诚如《医宗金鉴》说："风热湿邪侵袭皮肤，郁久风盛，则化为虫，是以搔痒之无休也。"故在治疗上也采用中药口服与外用相结合的方法，治疗效果较好。

八、水火烫伤

案例

　　邓某，女，8岁。1979年6月2日患者不慎跌入火堆，双脚、小腿、大腿及会阴等多处被烧伤，经所在地县人民医院治疗3天，病情有增无减。头闷胀痛，恶心欲吐，口渴饮冷，食不甘味，夜不能寐，小便黄少，大便艰燥。唇红，舌赤，苔黄燥，脉细数。查体：体温39.5℃，呼吸36次/分钟，脉搏142次/分钟，血压96/63 mmHg。精神萎靡，皮肤干燥，两眼凹陷，口唇樱红。烧伤情况：双脚、小腿全部及大腿大部皮肤发红，且有大小不等之水泡，创面有绿色脓液流出，创底颜色不鲜艳，水肿面积约36%，会阴皮下积薄液，创面颜色暗红，有较多之绿色浓液流出，水肿明显，感觉迟钝。诊断：烧伤（按"中国九分法"计：总面积约43%，属Ⅰ度烧伤6%，浅Ⅱ度烧伤36%，深Ⅱ度烧伤1%）合并感染。立即用灰凉油涂搽患部，日搽3次，令创面始终暴露于空气之中。搽后即觉患部凉爽舒适，疼痛减轻。连治5天，体温降至36.5℃，疼痛等症基本消失，精神转佳，二便通畅，舌脉正常。继续治疗，Ⅰ度创面约10天痊愈，浅Ⅱ度创面约2周痊愈。1月左右，创面全部痂下愈合，肢体功能正常。

按语：水火烫伤是指因热力（火焰、灼热气体、液体、固体）、化学物质、放射性物质及电而引起的损伤，西医称为烧伤。早在晋代《肘后备急方》中就有"烫火灼伤用年久石灰敷之或加油调"和"猪脂煎柳白皮成膏外敷"的记载。烫伤后轻则局部红斑，次则水疱，重则皮肉焦黑或筋骨外露，损及脏腑。

临床上将水火烫伤分为以下几个证型进行辨证治疗：

1.内治法

（1）火热伤津：发热，口干欲饮，大便秘结，小便短赤。舌红，苔黄，脉数。

治法：清热解毒，养阴生津。

方药：黄连解毒汤合增液汤加减。

（2）阴伤阳脱：面色苍白，神疲乏力，气息低促，自汗肢冷，体温反低，嗜睡，甚则神志恍惚。舌质红绛或紫暗，无苔，脉细欲绝。

治法：回阳救逆，养阴生津。

方药：参附汤合生脉散加味。

（3）火毒内陷：壮热烦渴或高热神昏，躁动不安，口唇干燥，大便秘结，小便短赤。舌质红绛，脉细数。

治法：清营凉血解毒。

方药：清营汤加减。

（4）气血两虚：低热或不发热，神疲乏力，食欲下降，形体消瘦，面色少华，创面肉芽色淡，难以愈合。舌淡，苔薄白，脉细弱。

治法：补益气血。

方药：八珍汤加减。

（5）脾胃虚弱：病程日久，创面难以愈合，疲乏无力，食欲不振，脘腹胀满，或呕吐腹泻，面色少华，形体消瘦。舌淡，苔白腻，脉弱。

治法：健脾和胃。

方药：参苓白术散加减。

2.外治法

创面是一系列并发症的根源，创面处理正确与否，直接关系疾病的病情演变过程和创面愈合情况，故必须保持创面清洁以预防和控制感染。Ⅱ度创面争取痂下愈合，减少瘢痕形成。Ⅲ度创面，早期保持焦痂完整干燥，争取早期切痂植皮，缩短疗程。

案例中患者为邓老20世纪70年代的患者，故邓老采用灰凉油治疗烧伤。灰凉油系自贡市郊区人民医院杨志谦老中医治疗烧伤的秘方。其制法为：取新鲜石灰500 g，用山泉清凉水或冷开水溶解成稀糊状，放置澄清，取上层之清澈液，盛于消毒器皿中，再加入生菜油，边加边搅拌水液，至成淡绿色糊状即成。用法：用生理盐水清洗净创面异物后，以清洁鸭毛，搅拌灰凉油，涂于创面上，日涂2~3次，直至烧伤创面痊愈为止。在治疗过程正确处理烧伤创面是治愈烧伤的关键，灰凉油能封闭创面，防止感染，预防和减轻并发症，减少体液外渗，保护创面，减轻疼痛。制作灰凉油方法简单，取材方便，显效迅速，还具有随处可行、又无副作用等优点，患者乐于接受，易于推广。

第三章　骨伤科疾病

一、项　痹

案例1

李女士，35岁，2022年7月就诊。

患者因工作原因长期保持一个固定的坐姿，近期出现颈部僵硬、疼痛，头晕，颈、肩、上肢窜痛麻木，以痛为主，活动不利，恶寒畏风。舌淡红，苔薄白，脉弦紧。

诊断：项痹——风寒湿型。

治法：祛风散寒除湿，活血通络止痛。

针灸主穴：局部—颈夹脊、天柱（疏调颈部气血，通经止痛）、风池、肩井（祛风散寒，活血通络）：远端—后溪、合谷、外关（疏通督脉及手三阳经气血）。1日1次，1周休息2天，连续治疗2周。

推拿按摩：采取按、揉、拿、点等手法，舒缓颈部肌肉、上肢肌肉的紧张和僵硬，促进气血循环，改善颈椎病的症状。1日1次，1周休息2天，连续治疗2周。

红外线和拔罐治疗：针对颈部、上肢疼痛和僵硬的部位进行治疗。1日1次，1周休息2天，连续治疗2周。

治疗2周后颈部、上肢症状逐渐缓解，头晕感减轻，颈部的活动也变得较前灵活。

案例2

患者，女，45岁，2023年8月初诊。

患者因反复颈项部疼痛9年，加重1月就诊。9年前，患者无明显诱因出现颈部僵痛，伴头晕，1年前，患者因长时间低头织毛衣后出现耳鸣，呈阵发性发作，耳鸣时伴见头晕，视物旋转，无恶心呕吐，于四川省第二中医医院诊治后（具体用药不详），患者症状有所改善。1月前，患者无明显诱因再次出现颈痛，伴见头晕，偶有耳鸣，呈阵发性发作，活动不利。目前症见：颈部僵痛，牵扯至左侧肩关节疼痛，低头时诱发疼痛加重，伴见头晕，无视物旋转，无恶心呕吐，阵发性耳鸣，纳差，夜眠差，入睡困难，梦多易惊醒，每晚睡眠时间4~5小时，大小便可。舌瘀暗，苔薄白，脉沉缓。诊断：项痹病——气滞血瘀型。

针灸主穴：局部—颈夹脊、天柱（疏调颈部气血，通经止痛）风池；远端—合谷、外关（疏通督脉及手三阳经气血）。1日1次，1周休息2天，连续治疗2周。

推拿按摩：采取按、揉、拿、点等手法，舒缓颈部肌肉、上肢肌肉的紧张和僵硬，促进气血循环，改善颈椎病的症状。1日1次，1周休息2天，连续治疗2周。

治疗2周后颈部、上肢症状逐渐缓解，头晕感减轻，颈部的活动也变得较前灵活。

按语：中医学称本病为"项痹"，认为感受外邪、跌仆损伤、动作失度，可使项部经络气血运行不畅，故颈部疼痛、僵硬、酸胀；肝肾不足，气血亏损，督脉空虚，筋骨失养，气血不能养益脑窍，而出现头痛、头晕、耳鸣、耳聋；经络受阻，气血运行不畅，导致上肢疼痛、麻木等症状。项痹主要与督脉和手、足太阳经密切相关。

西医颈椎病，是指颈椎间盘退行性病变及颈椎骨质增生，刺激或压迫了邻近的脊髓、神经根、血管及交感神经，并由此产生颈、肩、上肢一系列症状表现的疾病，称为颈椎骨性关节病，简称颈椎病。颈椎病的分类目前并不十分统一，比较全面的分类为5型，即颈型、神经根型、脊髓型、椎动脉型、混合型。

【诊断标准】

（1）有慢性劳损或外伤史，或有颈椎先天性畸形、颈椎退行性病变。

（2）多发于40岁以上中年人，长期低头工作者或习惯于长时间看电视者，往往呈慢性发病。

（3）颈、肩背疼痛，头痛头晕，颈部板硬，上肢麻木。

（4）颈部活动功能受限，病变颈椎棘突和患侧肩胛骨内上角常有压痛，可摸到条索状硬结，可有上肢肌力减弱和肌肉萎缩，臂丛牵拉试验阳性。压头试验阳性。

（5）X线正位摄片显示，钩椎关节增生，张口位可有齿状突偏歪。侧位摄片显示颈椎曲度变直，椎间隙变窄，有骨质增生或韧带钙化，斜位摄片可见椎间孔变小。CT及磁共振（MRI）检查对定性、定位诊断有意义。

总体而言，在临床上颈椎病以颈型、神经根型和椎动脉型多见，大多数患者经过非手术治疗可使症状改善或消失，但常可反复发作。多数颈椎病患者一般有从急性发作到缓解、再发作、再缓解的规律。大部分颈椎病患者预后良好。颈型颈椎病并非由颈椎骨质增生引起，而是颈椎生理弧度改变及颈部软组织劳损所致，因此预后较好。神经根型颈椎病预后不一，其中根痛型预后良好，萎缩型较差，麻木型介于两者之间。单纯性颈椎髓核突出所致者，预后大多良好，治愈后少有复发，髓核脱出已形成粘连者则易残留症状。钩椎关节增生引起者，早期及时治疗预后多较满意；如病程较长，根管处已形成蛛网膜下腔粘连时，则易因症状迁延而预后较差；骨质广泛增生患者，不仅治疗复杂，且预后较差。

椎动脉型颈椎病预后大多良好，尤以因椎节不稳所致者，症状严重经手术治疗之病例预后亦多满意。椎动脉型颈椎病多发于中年以后，对脑力的影响较严重，对体力无明显影响，有患者因椎基底动脉系统供血不足形成偏瘫等，但较少见。脊髓型颈椎病对患者的体力损害较为严重，如不积极治疗，多致终身残疾，但对脑力的影响小。一般而言，本型主要采用手术治疗。椎间盘突出或脱出所致者预后较佳；椎管矢状径明显狭小伴有较大骨刺或后纵韧带钙化者，预后较差；病程超过1年且病情严重者，尤其是脊髓已有变性者，预后最差；高龄者，特别是全身伴有严重疾患或主要脏器（心、肝、肾等）功能不佳者，预后亦差。

邓老认为，本病以活血通经、舒筋活络为基本治疗原则。运用针灸治疗疗效很好，根据"经脉所过，主治所及"的理论，以督脉、足太阳经、手太阳经、手阳明经穴和夹脊穴为主。具体选穴原则如下。

局部选穴：根据《黄帝内经》中"在筋守筋，在骨守骨"的局部治疗原则，颈椎病属于筋病和骨病。因此，不管何种类型的颈椎病均在颈椎局部选取穴位，如颈夹脊、大椎、天柱等。循经选穴：督脉证可循经选大椎、身柱、脊中、腰阳关，以及相关的夹脊穴。足太阳经证可选天柱、大杼、委中、昆仑等穴；手太阳经证可选后溪、阳谷、小海等穴；手阳明经证可选合谷、曲池、臂臑、肩髃穴等。由于督脉行于项之中线贯脊，而手太阳小肠经之后溪通督脉，手阳明大肠经"上出于柱骨之会上"，不管何种颈椎病均可选用后溪和合谷作为循经远取穴位。

辨证选穴：可根据证候进行选穴，如风寒表证，可根据督脉主一身之阳而选风府、大椎；根据肺主表选用列缺，肺与大肠相表里选大肠经合谷；根据阳维为病苦寒热而选用足少阳与之交会穴风池；根据六经辨证太阳主表而选足太阳经风门、大杼等。颈椎病属骨病，根据骨会大杼而选用大杼穴。另外，患者自身应加强颈肩部肌肉的锻炼，避免高枕睡眠的不良习惯。枕头高以 8~15 cm 为宜，或按公式（肩宽−头宽）/2 计算，颈椎枕亦可起预防或治疗作用。注意颈肩部保暖，避免头颈负重物等。

二、腰 痛

案例1

患者，男，45岁，职业司机。

主诉：腰痛2个月，一天搬完货物后疼痛加重，腰椎开始活动受限。

诊断：腰痛——寒湿凝滞。

治法：散寒行湿，温经通络。

方药：甘姜苓术汤加味。甘姜苓术汤又名肾着汤，以干姜、甘草散寒温中；茯苓、白术、健脾渗湿。脾主肌肉，司运化水湿，脾阳不振，则寒湿留着腰部肌肉，故用培土胜湿法，使寒去湿化，加桂枝、牛膝以温经通络，或加杜仲、桑寄生、续断，以兼补肾壮腰。服药十剂，基本痊愈。临证应用，若寒邪偏胜，主补肾祛寒。若湿邪偏胜，则痛而沉重为著，苔厚腻，可加苍术，以燥湿散邪。若腰痛左右不定，牵引两足，或连肩背，或关节游痛，是兼有风邪，宜肾着汤合独活寄生汤加减，以祛风活络、补益肝肾。寒湿之邪，易伤阳气，若年高体弱或久病不愈，势必伤及肾阳，兼见腰膝酸软、脉沉无力等症，治当散寒行湿为主，兼补肾阳，酌加菟丝子、破故纸，以助温阳散寒。

针灸：通过刺激特定经络和穴位，调整体内的气血运行，温经止痛通络，缓解病痛。选择腰俞、大肠俞、八髎、委中、阳陵泉透阴陵泉、太溪等。隔日1次，同时配合电针治疗。共治疗5次。

推拿按摩：通过按摩患者的背部和腰部，促进气血流通、经络通畅。采用的推拿手法包括拨筋、鱼际滚法、点揉、板法等。配合服用中药和针灸，5次治疗基本痊愈。

预防和复发防治：定期进行中医药的保健调理，如穴位保健按摩、草药调理等。注意腰部的保暖，避免受凉或受伤。合理安排工作和生活，避免长时间保持同一姿势，如长时间坐姿或站立。保持适度的运动和控制体重。

案例2

患者，女，35岁。

患者证见腰部疼痛，固定不移，俯仰不利，甚则不能转身，经期腰骶部胀痛难忍，经血紫黑且有块状。望闻问切诊：舌暗苔白，舌下脉络瘀阻，脉弦。

诊断：腰痛——气滞血瘀。

治法：行气活血，温经通络。

治疗方法：①大艾炷灸腰骶部，30分钟。②针气海及双侧血海，用凉泻法，且点刺双侧委中，以放瘀血。

③中药用秦艽20 g，川芎20 g，桃仁15 g，红花15 g，羌活20 g，独活20 g，没药10 g，当归15 g，丹参15 g，生地黄20 g，熟地黄20 g，川牛膝15 g，黄精15 g，甘草6 g。6剂，每天1剂，每日3次。治疗1周后患者症状明显减轻。

案例3

陈某某，男，34岁，汽车修理工。1997年6月4日初诊。

因左侧腰骶部疼痛3年、加重1周前来求治。腰骶部酸胀疼痛，俯仰活动时疼痛显著，以左侧为甚，3年来反复发作，工作劳累时加重，休息后稍减，遇阴雨天疼痛加剧。否认有外伤史。查体：左侧第三腰椎横突处及两侧骶棘肌压痛明显，肌肉痉挛性强直。舌暗红，苔白微腻。西医诊断：慢性腰肌劳损。

中医诊断：腰痛。

中医辨证：寒凝气滞，经脉瘀阻。

治法为活血通络，散寒止痛。取阿是穴、双侧委中穴，常规消毒后，用三棱针快速点刺各穴约0.2 cm深，刺后立即在该处拔罐，放血1～2 mL。第一次治疗后胀痛感即明显减轻，再连续治疗4次，疼痛告愈。随访2年，未见复发。

按语： 腰痛是指腰部感受外邪，或因劳伤，或由肾虚而引起气血运行失调、脉络绌急、腰府失养所致的以腰部一侧或两侧疼痛为主要症状的一类病证。腰痛一年四季都可发生，其发病率较高，国外有报告认为世界人口的80%患过腰背痛。本病为中医内科门诊较为常见的病种之一，中医有较好的疗效。

腰痛一病，古代文献早有论述，《素问·脉要精微论》指出："腰者，肾之府，转摇不能，肾将惫矣。"说明了肾虚腰痛的特点。《素问·刺腰痛》认为腰痛主要属于足六经之病，并分别阐述了足三阳、足三阴及奇经八脉经络病变时发生腰痛的特征和相应的针灸治疗。《黄帝内经》在其他篇章还分别叙述了腰痛的性质、部位与范围，并提出病因以虚、寒、湿为主。《金匮要略》已开始对腰痛进行辨证论治，创肾虚腰痛用肾气丸、寒湿腰痛用干姜苓术汤治疗，两方一直为后世所重视。隋《诸病源候论》在病因学上，充实了"坠堕伤腰""劳损于肾"等病因，分类上分为卒腰痛与久腰痛。唐《千金要方》《外台秘要》增加了按摩、宣导疗法和护理等内容。金元时期对腰痛的认识已经比较深入，如《丹溪心法·腰痛》指出腰痛病因有"湿热、肾虚、瘀血、挫闪、痰积"，并强调肾虚的重要作用。清代对腰痛病因病机和证治规律已有系统的认识和丰富的临床经验。《七松岩集·

腰痛》指出："然痛有虚实之分，所谓虚者，是两肾之精神气血虚也，凡言虚证，皆两肾自病耳。所谓实者，非肾家自实，是两腰经络血脉之中，为风寒湿之所侵，闪肭挫气之所碍，腰内空腔之中，为湿痰瘀血凝滞不通而为痛，当依据脉证辨悉而分治之。"对腰痛常见病因和分型作了概括。《证治汇补·腰痛》指出："唯补肾为先，而后随邪之所见者以施治，标急则治标，本急则治本，初痛宜疏邪滞，理经隧，久痛宜补真元，养血气。"这种分清标本先后缓急的治疗原则，对临床很有意义。

腰为肾之府，乃肾之精气所溉之域。肾与膀胱相表里，足太阳经过之。此外，任、督、冲、带诸脉，亦布其间，故内伤则不外肾虚。外感风寒湿热诸邪，以湿性黏滞，湿浊流下，最易痹着腰部，所以外感总离不开湿邪为患。内外二因，相互影响。

在临床上将腰痛分为以下几个证型进行辨证治疗：

1.寒湿腰痛

症状：腰部冷痛重着，转侧不利，逐渐加重，每遇阴雨天或腰部感寒后加剧，痛处喜温，得热则减，苔白腻而润，脉沉紧或沉迟。

治法：散寒除湿，温经通络。

方药：渗湿汤。

本证配合温熨疗法效果较好。以食盐炒热，纱布包裹温熨痛处，冷则炒热再熨，每日4次左右；或以坎离砂温熨患处，药用当归38 g，川芎50 g，透骨草50 g，防风50 g，铁屑10 g，上五味，除铁屑外，余药加醋煎煮2次，先将铁屑烧红，以上煎煮液淬之，晾干，粉碎成粗末，用时加醋适量拌之，外以纱布包裹敷患处。

2. 湿热腰痛

症状：腰髋弛痛，牵掣拘急，痛处伴有热感，每于夏季或腰部着热后痛剧，遇冷痛减，口渴不欲饮，尿色黄赤，或午后身热，微汗出，舌红苔黄腻，脉濡数或弦数。

治法：清热利湿，舒筋活络。

方药：加味二妙散。

3. 瘀血腰痛

症状：痛处固定，或胀痛不适，或痛如锥刺，日轻夜重，或持续不解，活动不利，甚则不能转侧，痛处拒按，面晦唇暗，舌质隐青或有瘀斑，脉多弦涩或细数。病程迁延，常有外伤、劳损史。

治法：活血化瘀，理气止痛。

方药：身痛逐瘀汤。

本证也可配合膏药敷贴。如阿魏膏外敷腰部，方由阿魏、羌活、独活、玄参、官桂、赤芍、穿山甲*、苏合香油、生地、猥鼠矢、大黄、白芷、天麻、红花、麝

---

*穿山甲已不能用，可用类似药代。

香、土木鳖、黄丹、芒硝、乳香、没药组成。或外用成药红花油、速效跌打膏等。配合推拿与理疗，也会取得较好的疗效。

4.肾虚腰痛

症状：腰痛以酸软为主，喜按喜揉，腿膝无力，遇劳则甚，卧则减轻，常反复发作。偏阳虚者，则少腹拘急，面色㿠白，手足不温，少气乏力，舌淡脉沉细；偏阴虚者，则心烦失眠，口燥咽干，面色潮红，手足心热，舌红少苔，脉弦细数。

治法：偏阳虚者，宜温补肾阳；偏阴虚者，宜滋补肾阴。

方药：偏阳虚者以右归丸为主方温养命门之火。偏阴虚者以左归丸为主方以滋补肾阴。若虚火甚者，可酌加大补阴丸送服。如腰痛日久不愈，无明显的阴阳偏虚者，可服用青娥丸补肾以治腰痛。

邓老认为，外感受湿多由于久居冷湿之地，或涉水冒雨，劳汗当风，衣着湿冷等。寒邪凝滞收引，湿邪黏聚不化，致腰腿经脉受阻，气血运行不畅，因而发生腰痛。运用中药、针灸、推拿等综合治疗，疗效明显，起效快。

腰痛一症，外感内伤皆可产生，其病理变化常表现出以肾虚为本，感受外邪、跌仆闪挫为标的特点，因此治疗时除散寒行湿、清利湿热、活血祛瘀、舒筋活络外，多配补肾强腰的药物，以达到扶正祛邪的目的。据临床所见，上述各型单发的少，兼见的多，腰痛日久，虚实夹杂。治疗本病，除内治外，尚可配合针灸、按摩、理疗、拔火罐、膏贴、药物熏洗等方法。寒湿腰痛、肾虚腰痛、瘀血腰痛在内服药物的基础上，尚可配合熨法治疗，以肉桂、吴茱萸、葱头、花椒捣匀，炒热，以绢帕裹包熨痛处，冷则再炒熨之，外用阿魏膏贴之。避免劳欲太过。案例2中患者使用大艾炷灸痛处。阿是穴是经脉阻滞、气血凝结之所在，着重灸之，能行气活血，散结止痛。其余常用的针刺配穴：气海主气，为理气止痛要穴，血海主血，是通络止痛要穴，委中乃治疗腰背疼痛之首选穴。以上诸穴合成"基础方，有温通血脉、调和气血、散结止痛之效。案例3为邓老20世纪90年代治疗的患者，邓老的团队选用了点刺放血法进行治疗，点刺放血疗法具有消瘀去滞、通经活络、调和气血、开窍泄热等作用，适用于实证和热证的治疗，虚证则不宜。临床上应注意：有自发性出血或损伤后出血不止倾向者应慎用此法。腰痛病的预防，应多进行以腰部运动为主的医疗体育活动，防止受凉及坐卧冷湿之地，避免劳欲太过。

三、膝　痛

案例

患者：男性，50岁，平时喜爱走路运动，一般每天在一万步以上，患有膝关节炎5年。每天行走时常常感到膝盖酸痛，膝关节周围皮温过高，已经影响其生活质量。于2022年5月前来就诊。

中医诊断为"膝痹"，属于湿热瘀阻型。

治疗方案：采用中药调补气活血祛风湿的方剂，四君子汤加当归活血丸加桂枝、附子等以改善膝关节的血液循环，缓解炎症和疼痛，以消除体内湿气和风湿因素，改善关节的活动度。先行5剂，症状得到缓解。然后用四逆汤加减，温通经络，改善关节活动度，8剂后症状基本消失。中药1日1剂。

艾灸：对患者的膝关节进行艾灸，以加速血液循环，缓解肌肉和关节的疼痛。用灸盒把膝关节盖完，每次至少艾灸1小时，一日灸膝关节正前面，一日腘窝处，交替进行。10次为1疗程。

针灸疗法：采用针灸来激活经络，疏通气血，针刺足三里、阳陵泉、膝眼、膝阳关、内关等穴位，必须加灸，以缓解膝关节疼痛和改善关节功能。10次为1个疗程。

饮食调理：患者需要避免辛辣刺激性食物，多食富含胶质的食物，如猪蹄、鱼胶等，以滋养关节软骨。

治疗结果：经过1个疗程的中医治疗，患者的膝关节疼痛明显减轻，行走不再感到酸痛，关节的活动度也得到明显提高，生活质量得到提高。患者继续进行中医治疗和调理，2个疗程后疼痛症状得到完全缓解，功能基本恢复。嘱患者还需佩戴护膝进行行走，同时注意膝关节保暖。

按语：膝痛是膝关节区域产生疼痛的疾病。可伴有功能障碍，影响患者行走、生活。

因膝关节是多条主要经络的交汇之处，是阴阳之间的关节，与脏腑功能、气血运行等有着密切的关系，故其病因可以有多种情况，常见的有风寒湿邪侵袭、气血虚弱、关节损伤等。

膝痛可以考虑分为以下几型。

（1）风寒湿邪侵袭：寒湿外邪侵袭关节，导致气血运行不畅，引起膝痛。

（2）气血虚弱：气血运行不足，不能养护膝关节，使其功能失衡，引发膝痛。

（3）关节损伤或劳损：如扭伤、挫伤、韧带损伤、关节炎等，导致关节结构受损，引发炎症和膝痛。

根据不同的病因病机，中医采用多种治法来治疗膝痛，常见的治法有以下几种。

（1）祛风湿法：消除风寒湿邪，通畅气血，常用的方法是针灸、艾灸等。

（2）益气活血法：调补气血，加强膝关节的养护，常用的方法有中药煎煮、针灸、推拿按摩等。

（3）痹症利湿法：排除寒湿瘀滞，常用的方法有中药湿痹煎剂、推拿按摩等。

（4）中药方剂：常用的中药方剂有桂附地黄丸、四逆散、乌龙汤等，这些方剂根据膝痛病情、体质和病因特点进行配方，具有祛风湿、益气活血、痹症利湿等功效。

邓老认为，膝痛需要一个比较长的治疗过程，一般需要1~2个月，个别非常严重的膝痛可达3个月以上。如果经过一段时间保守治疗的效果不佳可以考虑手术治疗。治疗过程中应注意膝痛病急性期的患者通过单纯应用综合中医保守疗法可能症状改善不显，甚至无效，膝部疼痛仍明显，严重影响生活质量。部分患者综合治疗效果改善仍然有限，治疗手段及方式上相对不够丰富是其中的一个原因。案例中的患者，邓老采用了中药配合针刺、艾灸等方法进行综合治疗，并且在治疗过程中，要求患者佩戴护膝，以此配合治疗，提高治疗效果。邓老认为，膝痛首先需要休息，暂时停止或减少剧烈活动，使用冷敷物降低炎症和缓解疼痛。可以配合一些中医治疗方法，包括按摩、针刺、艾灸等，促进血液循环，达到缓解疼痛、恢复功能的目的。疼痛厉害可以配合药物治疗，使用非处方药物如止痛药、消炎药等来缓解疼痛和减轻炎症，同时也应该重视中药的使用。

四、腱鞘囊肿

案例1

罗某，男，60岁，1977年8月26日就诊。

患者自诉：右手腕背侧发现圆形肿物2年，因无不适，未予治疗。于2月前肿物明显长大，觉右腕关节较疼痛，劳动时疼痛加重，活动受限，西医诊断为右手腕背侧原发性单房腱鞘囊肿。采用大针头穿刺囊肿，一次性抽黏胶状囊液后，肿物消散，酸软疼痛等症消失。1月后，肿物复发如前，增长速度较前为快，酸胀疼痛加重，活动明显受限。采用理气散结、活血消肿类中药散剂，调白酒外敷于囊肿上，半天后敷药部位皮肤出现红色小丘疹密布，奇痒难忍，肿物毫未减小。遂改用不锈钢制3寸毫针4根，常规消毒皮肤后，分别从囊肿四周向囊腔中心刺入，用平补平泻法运针，得气后留针，外用艾条灸，距囊肿4~5 mm高处悬灸，每次针灸26~30分钟，每日1次，连治5日，包块消散。停止治疗后约半月，囊肿复现，并迅速长大，酸胀疼痛加重，且向前臂和手指放射，活动完全受限。检查发现，右手腕背侧之皮下肿物为6 cm×4 cm×3 cm，质地较硬，与关节囊肿相连，和皮肤不粘连，遂用指针疏导法治疗。囊肿立即破溃，包块顿时消散，关节酸胀疼痛消失，活动自如，随访1年，未见复发。

案例2

谢某，女，62岁。

患者右手腕背面长一圆形肿物2年，近来迅速增大如雀卵，酸胀疼痛加重，并向前臂和手指放射，腕关节活动完全受限。检查发现，右手腕背面之皮下肿物为5 cm×4 cm×2 cm，与关节囊相连，和皮肤不粘连。诊断为右手腕背面复发性单房腱鞘囊肿。遂用挤压法治疗，囊肿破溃，包块顿时消散，关节酸胀疼痛消失，活动自如。

按语：腱鞘囊肿是指关节附近的腱鞘内滑液增多后发生囊性疝出而形成的囊肿，常在手腕或背部缓慢发生一圆形包块，压之有囊性感。本病以女性和青少年多见，多发生在手腕背侧伸指肌腱、腕掌侧桡侧屈腕肌腱及足背部，手指掌指关节及近侧指间关节处也常见。关于本病发生的机制目前尚无统一认识，归纳起来有：①腱鞘或关节囊的疝出所致，②来自胚胎的关节周围肿瘤或者腱鞘和关节囊的退行性变的结果，③手与肌腱或腕关节长期使用损伤所致，④肌腱或关节周围结缔组织发生黏液性变所致。

腱鞘囊肿预后良好，一般经过1～3次治疗，大多在1～2周可治愈，但本病复发率较高。平素患者应注意劳逸结合，避免反复长期进行某一动作，减少腱鞘受损的机会，局部注意保暖，避免寒湿的侵袭。

本病以行气活血、祛瘀散结为基本治疗原则，遵照《黄帝内经》中"去菀陈莝"及"菀陈则除之"的法则进行治疗。根据《黄帝内经》中"在骨守骨，在筋守筋"的局部选穴原则，以及"腧穴所在，主治所在"的规律，以局部选穴为主，若伴上下肢酸痛无力者，可按酸痛部位循经选取相应腧穴。

治法：行气活血，祛瘀散结。

主穴：局部阿是穴（疏通局部气血，祛瘀散结）。配穴：发于腕背加外关、阳池；发于足背加解溪、商丘。操作：先固定囊肿，常规消毒，然后用粗针或三棱针自囊肿顶部刺入，并向四周深刺，务使囊壁被刺破，迅速用力挤压，可有囊液自针孔挤出，加压包扎3～5日。囊肿较大者，可用注射器抽吸囊液，复针刺数孔，如法加压包扎。如囊肿再起，1周后再行针刺。亦可结合艾灸法。或用火针点刺局部，视肿物大小，每次点刺2～3针，每周1次。对于病情轻者可采用毫针围刺法。可在针刺治疗后加电针。针灸治疗该病见效快，方法简单。

邓老发现很多患者腱鞘囊肿发生处有局部外伤史，因此认为局部损伤，气机阻滞，湿浊羁留，均为本病之病因病机。邓老在治疗时常使用指针按压疏导法，因其能通利经脉，流畅气机，消肿散结，手法得当，疗效颇佳。指针疏导法治疗腱鞘囊肿，方法简便，奏效迅速，无需任何医疗设备，随时可行，受术者无特殊痛苦，又无任何副作用，病员乐于接受，易于推广。

五、筋　伤

案例

李某，学生，男性，年龄23岁。在进行体育训练时扭伤右大腿部肌肉，导致筋伤和疼痛。于2021年3月就诊。

诊断：筋伤（急性）。

中医治疗方案：使用活血化瘀、消肿止痛的中药，当归、川芎、龙血竭等。中药可以通过促进血液循环和淋巴排毒，来加快筋伤恢复。

针灸疗法：利用针刺特定穴位，促进气血流通，并改善局部筋肉的血液供给。可选阿是穴、阳陵泉、伏兔、足三里、阳陵泉等穴位，留针1小时。针灸3次后基本痊愈。

中医按摩：通过按摩患处，理筋，同时在右上肢寻找痛点，点压5~10分钟，通过刺激经络和穴位，促进血液循环和气血运行，缓解筋伤的疼痛和肌肉紧张。同时要求患者少活动。按摩1日1次，按摩3次后基本痊愈。

按语：各种暴力或慢性劳损等原因所造成筋的损伤，统称为筋伤，相当于现代医学的软组织损伤。筋的范围是比较广泛的，主要是指皮下组织、筋膜、肌肉、肌腱、韧带、关节囊、关节软骨盘、椎间盘、腱鞘、神经、血管等组织。筋伤是骨伤科最常见的疾病，骨骼与筋两者之间关系十分密切，而且互相影响。"伤筋动骨"说明筋伤会影响骨骼，筋伤不一定伴有骨折、脱位，但是骨折、脱位一般均伴随有不同程度的筋伤。根据不同的暴力形式可分为扭伤、挫伤和碾压伤；根据筋伤的病理变化可分为瘀血凝滞、筋位异常和筋断裂；根据筋伤的病程可分为急性筋伤和慢性筋伤。

邓老认为，对于筋伤的药物治疗应从整体着眼，辨病与辨证相结合，将筋伤发生、发展、转归的连续性及阶段性与三期辨证分治用药结合起来。

1.内服药物

筋伤初期：气血瘀滞较甚，肿痛明显，治宜活血化瘀、行气止痛。多选桃红四物汤、复元活血汤、血府逐瘀汤、云南白药、七厘散、柴胡疏肝散等。

筋伤中期：患部肿痛初步消退，但筋脉拘急并未完全消除，治宜舒筋活血、和营止痛，多选舒筋活血汤、和营止痛汤、定痛和血汤、补筋丸等。

筋伤后期及慢性筋伤：因损伤日久，耗损气血，肝肾亏虚，又常兼风寒湿邪侵袭，局部疼痛乏力，活动功能障碍，阴雨天则症状加重，或有肌肉萎缩、麻木不仁，治宜养血和络、补益肝肾、强壮筋骨、祛风宣痹为主。多选大活络丹、小活络丹、独活寄生汤、补肾壮筋汤、麻桂温经汤等。

2. 外用药物

筋伤初、中期：宜消瘀退肿、理气止痛，常用药膏有消瘀止痛药膏、三色敷药、定痛散等；若红热较明显者，宜消瘀清热、解毒退肿，可外敷四黄散、清营退肿膏等；症状较轻者，可用跌打万花油、茴香酒等搽擦局部，以舒筋活血。

筋伤后期及慢性筋伤：疼痛持续不愈、活动功能欠利者，以活血止痛为主，用宝珍膏、万应膏等；若患处苍白不温、肌筋肿硬拘挛，可用熏洗方煎汤熏洗患肢，有温经止痛、滑利关节的作用，常用的熏洗方有四肢损伤洗方、八仙逍遥汤、海桐皮汤等；陈伤隐痛及风寒痹痛可用蒸热的药物在患处作腾熨，有温经散寒、祛风止痛作用，常用方如腾药、慰风散等。

3. 针灸治疗

损伤初期，一般多"以痛为输"取穴与邻近部位取穴相结合，以泻法为主，留针 5～10 分钟，可有止痛、消肿、舒筋等功效；损伤中、后期与慢性劳损者，主要是"以痛为输"取穴与循经取穴相结合，对症施治，用平补平泻法或补法，可收到消肿止痛、舒筋活络等功效，促使血脉通畅，肌肉、关节的功能恢复正常；对于损伤后期而有风寒湿邪者可在针刺后加用艾灸、拔罐等温经止痛，其疗效更佳。

筋伤的致病因素，有内因和外因两个方面。要预防筋伤的发生，首先要重视这两个方面的致病因素。外力伤害是筋伤的重要因素，在劳作和生活活动中，避免来自外力的伤害，如跌仆闪挫、强力扭转、牵拉挤压、卧落撞击等。避免长时间处于某一固定体位和姿势，及重复某一单调反复的动作，以免引起劳损。避免风寒湿邪的侵袭，风寒湿邪虽不是致病的重要因素，却是发病的直接诱因，损伤后可因复感风寒湿邪而诱发或加重筋伤，使筋伤缠绵难愈。另外，身体素质、生理特点与筋伤的发生有着密切的关系，要加以重视和预防。

治疗筋伤，目的是恢复其功能。除了理筋手法、内外用药外，要重视调养和护理，掌握各种调护知识和技能。治疗筋伤，要避免对筋伤愈合的不利因素，利用有利因素，指导患者进行正确调养，预防并发症，积极进行循序渐进的功能锻炼，使其尽快康复。

第四章　儿科疾病

一、小儿咳嗽

案例1

患儿陈某，男，6岁，初诊日期：2023年6月7日。

因反复咳嗽、咯痰3个月余就诊。实验室检查：支气管激发试验（−），肺炎支原体（−），肺炎衣原体（−），血常规、胸部X线检查均未见明显异常。西医诊断为咳嗽。经抗感染、解痉平喘等治疗后效果欠佳，故前来求诊。症见：咳嗽，痰色白，量多易咯，咽痒即咳，口唇稍红，饮食一般，大便偏干，每日1次，舌边尖红，苔薄白，脉弦。

中医诊断：咳嗽——风热证。

治则：疏风宣肺，止咳化痰。

方药：止嗽散合枳术丸加减。蜜百部6g，白前6g，桔梗6g，苦杏仁6g，夏枯草6g，枳壳6g，荆芥9g，陈皮9g，白术9g，甘草3g。5剂，水煎服，每日1剂，早晚分服。

2023年6月13日二诊：患儿服药后咳嗽、咯痰较治疗前改善，痰量较少，质黏不易咯，无咽痒即咳，咽痛，目赤唇红，饮食一般，大便干结，每日1次，舌质红，苔薄白，脉弦稍数。服一诊方后，风去热存，肝热及肺，出现目赤唇红，辨为木火刑金型咳嗽，治以清肝泻肺，降气化痰。方药：黄芩、栀子、地骨皮、枳壳、桔梗、苦杏仁各6g，桑白皮、白术、夏枯草各9g，甘草3g。5剂，水煎服，每日1剂。

2023年6月18日三诊：服二诊方后，患儿偶咳嗽、咯痰，痰少易咯，无咽痛，目赤唇红明显改善，饮食一般，大便正常，每日1次，舌质红，苔薄白，脉弦。于二诊方基础上加炒建曲、炒山楂各6g。3剂，水煎服，每日1剂。

2023年6月21日四诊：患儿服药后偶咯痰，痰少易咯，余症皆无，舌边红，苔薄白，脉弦。患儿病情近愈，未开药，嘱其避风寒，勿吃甜食，勿饮冷。随诊4个月，未再复发。

案例2

患儿刘某，男，10岁，初诊日期：2023年12月3日。

因恶寒发热、咳嗽气喘、难以平卧来诊。患儿素有哮喘史，受风寒后即恶寒发热，咳嗽气喘，喉中痰鸣如水鸡声，痰清稀，纳差，舌淡，苔薄白，脉滑。

中医诊断：咳嗽——外感风寒，内有停饮。

治法：解表散寒，温化水饮。

方药：小青龙汤加减。麻黄6g，桂枝8g，炒白芍10g，细辛2g，干姜2g，制半夏8g，化橘红5g，五味子3g，甘草3g。3剂，水煎服，每日1剂，早晚分服。

2023年12月6日二诊：患儿恶寒发热已解，咳嗽减轻，喉中痰声减少，睡卧安宁，原方再进3剂。

2023年12月9日三诊：患儿咳喘已平，唯肺脾气虚，哮喘易反复发作，嘱常服中成药补中益气丸，以补益肺脾。

案例3

患儿何某，男，2岁，初诊日期：2022年7月3日。

患儿咳嗽1周，症见：诊时咳嗽，易咳甚气急，痰多，流涕，无发热恶寒，无汗出，纳便可，夜间安眠。舌淡红，苔薄白，脉常，指纹紫。

中医诊断：咳嗽——风寒阻络证。

治法：祛风解表，清里止咳。

处方：桑白皮汤加减。桑白皮10g，黄芩10g，连翘5g，杏仁5g，蝉蜕3g，射干5g，法半夏5g，桔梗5g，竹茹5g，甘草10g，神曲10g，地骨皮10g。5剂，水煎服，每日1剂，分3次服。

二诊2022年7月8日：症见流清涕，纳差，夜间咳，服药后腹痛腹泻，汗多，痰多，舌淡红，苔薄，脉浮，指纹稍紫。处方：桑白皮10g，黄芩10g，连翘10g，百部10g，杏仁5g，白术6g，防风6g，守宫3g，桔梗5g，鱼腥草15g，甘草10g，神曲10g，白芍10g。上方3剂，水煎服，每日1剂，分3次服。

三诊2022年7月11日：晚上发热，体温38℃，汗出。若无鼻塞流涕、咳嗽，次日可退，考虑是小儿在长骨，不必退热，多饮水即可。小儿注意肺热、食滞，其余正常即可。处方：黄芩10g，山楂10g，谷芽15g，麦芽15g，白术6g，山药10g，甘草10g，蝉蜕3g，布渣叶10g。上方5剂，水煎服，每日1剂，分3次服。后随访，患者症状基本消失。

按语：咳嗽是小儿常见的肺系病证，临床以咳嗽为主症。咳以声言，嗽以痰名，有声有痰谓之咳嗽。咳嗽可分为外感咳嗽与内伤咳嗽。由于小儿肺常不足，卫外不固，很容易感受外邪引起发病，故临床上以外感咳嗽为多见。西医学的气管炎、支气管炎可参考本病诊疗。本病一年四季均可发生，冬春季多见。年龄越小，患病率越高。大多预后良好，部分可反复发作、迁延难愈。

病情加重，可发展为肺炎喘嗽。

咳嗽的病因分外感与内伤，常见病因有外邪犯肺、痰浊内生、脏腑失调等。小儿因肺脏娇嫩，卫外不固，易为外邪所侵，故以外感咳嗽为多见。病位在肺，常涉及脾，病机为肺失宣肃，肺气上逆。

本病辨证，根据病程的长短和表证的有无辨外感、内伤；并结合咳嗽的声音、咳痰性状辨寒热、虚实。小儿咳嗽可分为以下几种证型进行治疗：

1.风寒咳嗽

证候：咳嗽频作，咽痒声重，痰白清稀，鼻塞流清涕，恶寒无汗，舌质淡红，舌苔薄白，脉浮紧，指纹浮红。

治法：疏风散寒，宣肃肺气。

主方：杏苏散（《温病条辨》）加减。

2.风热咳嗽

证候：咳嗽不爽，咳声高亢或声浊，痰黄黏稠，不易咯出，口渴咽痛，鼻流浊涕，或伴发热恶风，头痛，微汗出，舌质红，苔薄黄，脉浮数，指纹浮紫。

治法：疏风清热，宣肃肺气。

主方：桑菊饮（《温病条辨》）加减。

3.痰热咳嗽

证候：咳嗽痰多，色黄黏稠，咯吐不爽，咳剧气促，喉间痰鸣，发热口渴，烦躁不宁，尿少色黄，大便干结，舌质红，苔黄腻，脉滑数，指纹紫滞。

治法：清热泻肺，宣肃肺气。

主方：清金化痰汤（《医学统旨》）加减。

4.痰湿咳嗽

证候：咳嗽重浊，痰多壅盛，色白而稀，喉间痰声辘辘，胸闷纳呆，神乏困倦，形体虚胖，舌淡红，苔白腻，脉滑，指纹沉滞。

治法：燥湿化痰，宣肃肺气。

主方：二陈汤（《太平惠民和剂局方》）加减。

5.气虚咳嗽

证候：咳嗽无力，痰白清稀，面色㿠白，气短乏力，胃纳不振，自汗畏寒，舌淡嫩，边有齿痕，脉细无力，指纹淡。

治法：益气健脾，化痰止咳。

主方：六君子汤（《太平惠民和剂局方》）加减。

6.阴虚咳嗽

证候：干咳无痰，或痰少而黏，或痰中带血，不易咯出，口渴咽干，喉痒声嘶，午后潮热或手足心热，舌质红，舌苔少，脉细数，指纹紫。

治法：养阴润肺，化痰止咳。

主方：沙参麦冬汤（《温病条辨》）加减。

小儿咳嗽还可以采用以下中医治疗方案：

（1）推拿疗法。揉小天心，补肾水，揉二马，揉板门，逆运内八卦，清肺经，推四横纹，揉小横纹，清天河水。咳喘轻者，1日2次；咳喘严重者，1日4～6次。咳喘以夜间为重者，停推四横纹，分推肩胛各50次，以平喘止咳。高热者，揉小天心后加揉一窝风。

（2）针灸疗法。针刺取穴：①天突、内关、曲池、丰隆。②肺俞、尺泽、太白、太冲。每日取1组，2组交替使用，1日1次，10～15次为1疗程，中等刺激，或针后加灸。

邓老认为，儿科自古就是哑科，故采集病史是非常重要的，有助于判断患儿的病情发展。同时儿科疾病的特点是变化迅速，故在遣方用药的时候要时时注意经络传变及病情变化。案例1中患儿平素养护失当，感受风热之邪，外受风邪，首伤肺经，故见咳嗽，咯痰，色白量多，易咯，咽痒即咳；热在内则见大便偏干，口唇稍红。结合患者舌边尖红、苔薄白、脉弦，辨为风盛挛急夹热证咳嗽，方用止嗽散合枳术丸加减以疏风宣肺，止咳化痰。方中蜜百部止咳化痰，桔梗开宣肺气，白前降气化痰，一宣一降，恢复肺气之宣降；荆芥疏风解表，祛在表风邪；陈皮理气化痰，加强化痰之功；甘草片调和诸药；枳壳、白术健脾益气，以断痰源。另加夏枯草清泻肝火，苦杏仁增强降气止咳之功。二诊患儿咳嗽、咯痰较前改善，痰量减少，无咽痒即咳，此为风邪已祛，热势较前加重，出现痰黏、咽痛、目赤唇红、便干结症状，此为止嗽散偏于温热，小儿肝之余气夹热而上侮肺所致。《丁甘仁医案》谓：“肺体属金，譬若悬钟，鸣声在钟，撞钟在木。”此时咳嗽、咯痰乃木火刑金引起，当清肝泻肺，降气化痰，方用泻白散、黄芩清肺饮、枳术丸加减，一诊方去荆芥、陈皮、蜜百部、白前，加桑白皮、地骨皮、黄芩、栀子。桑白皮可泻肺气之余，止嗽而能利水；地骨皮能退肾虚热，息肝热所生之风，虽不入肝经，而肝风亦并治也，故地骨皮可清肝火，兼清肺中之热；夏枯草归肝经，善清泻肝火；黄芩、栀子性寒，归肺经，善清肺热；桔梗、苦杏仁宣降相和，可恢复肺脏气机；枳壳、白术健脾以断痰源；甘草片调和诸药，止咳化痰。方药对证，故三诊患儿的症状明显改善，但饮食仍一般，加炒建曲、炒山楂健运脾胃。四诊时，患儿病情近愈，故未予以药治，嘱其加强生活调摄，以防再次被邪所乘。

案例2中患儿受风寒后即恶寒发热，此为太阳表证；咳嗽气喘，难以平卧，喉中有痰齁声，时咳吐白痰，此为内有水饮之邪。水饮泛滥，侵犯肺胃，致肺失宣降，胃气上逆，故治以麻黄发汗、平喘、利水，配桂枝则增强通阳宣散之功，炒白芍与桂枝配伍调和营卫，干姜、细辛散寒化饮，五味子敛肺止咳，制半夏降逆化痰，化橘红理气宽中、燥湿化痰，甘草和中兼调和诸药。

案例3中小儿素为纯阳之体，生长发育旺盛，其阳气当发，生机蓬勃，与体内属阴的物质相比，处于相对优势。但同时小儿稚阳未充、稚阴未长，脏腑娇嫩，形气未充，若喂养不当，则容易感受外邪。小儿在生长过程中，最易出现肺热，损伤阴津，或饮食积滞，导致中焦不运，因此在治疗上不宜使用过多温阳药物，特别是在治疗小儿外感时，主要以健脾和胃、益气固表为主，兼予疏风祛邪之品。本例小儿虽有外感风寒之邪，但患病期间正气外行抗邪，体内运化之力减少，容易出现乳食积滞，从而化热，故在治疗时，除祛风解表抗邪之外，着重在清里化滞。小儿的生理、病理状态较为特殊，故不能一概用治疗普通人外感的方案来治疗，用药要特别注意，无需使用太多祛散风寒，或降气止咳的药物，免伤其阳气。若小儿夜晚发热，并无明显鼻塞咳嗽等症，次日可退，则不必积极退热，多饮水，注意清淡喂养即可。

在治疗疾病的同时，也要劝导家长带孩子进行适当的户外活动，加强体格锻炼，增加小儿抗病能力。同时注意休息，保持环境安静，保持室内空气新鲜、流通，室温以 20 ~ 24 ℃ 为宜，相对湿度约 60%。还应该注意饮食宜清淡、易消化、富含营养；忌辛辣刺激、过甜过咸饮食。家长也应配合经常变换体位及轻拍背部，有助于排出痰液。

二、小儿积滞

案例1

患儿唐某，男，3岁。初诊日期：2023年9月24日。

患儿母亲代诉患儿近3月余纳少，腹胀，时有腹痛，间见呕吐食物，气味酸腥，大便尚调。患儿无发热，口微渴，烦躁，夜寐欠安，手足心热。精神欠活泼，面色尚可，咽稍红，腹胀满，舌红，苔稍黄较厚，脉弦滑。

中医诊断：积滞——食积证。

治法：消积化食，和中导滞。

方药：保和丸加减：陈皮5g，清半夏5g，神曲10g，山楂5g，黄连3g，厚朴5g，炒槟榔10g，桔梗5g，紫苏梗5g，炒麦芽5g，莱菔子10g。4剂，水煎服，每日1剂，早晚分服。

二诊：服上药4剂后患儿纳稍增，腹痛及腹胀明显减轻，未发呕吐，舌红，苔薄稍厚，精神较前明显转好。继服4剂，患儿纳可，便调，无腹痛及腹胀，精神面色较好，寐亦安。

案例2

患儿陈某某，女，6岁3个月。初诊日期：2023年12月10日。

患儿母亲代诉患儿近日来食欲不振，夜寐哭吵不安，睡中龅齿，头汗量多，舌苔黄腻，脉滑数。

中医诊断：积滞——乳积不化，内生湿热。

方药：焦山楂10 g，焦神曲10 g，焦麦芽10 g，莱菔子10 g，鸡内金6 g，藿香10 g，佩兰6 g，木香3 g，莲子心3 g，草豆蔻3 g，赤芍3 g，黄连2 g。5剂，水煎服，每日1剂，早晚分服。患儿服药5剂后，食纳增，夜卧宁，龅齿除，头汗净。随访2个月，病未反复。

案例3

患儿，女，4岁。初诊日期：2022年9月22日。

患儿素体较瘦弱，纳食少，近半年来食量明显下降，进餐时心不在焉，总需追着喂食，多食则呕吐。平时易患感冒、咳嗽，时有腹痛、恶心。曾给予助消化药、B族维生素等服用治疗，无明显效果。望闻问切诊：舌质淡苔白，舌中部略厚，脉略弦。脐周压之疼痛，柔软无包块。

中医诊断：小儿积滞——脾虚夹食。

处方：合谷、足三里、四缝。

操作：四缝点刺挤出黄水或少许血液，每3日1次。余穴针刺留针。

二诊（2022年10月18日）：针5次后患儿有饥饿感，纳食较前增多，活动量增加。

三诊（2022年11月23日）：患儿面色转红润，吃饭不用喂，经常主动要求进食。又继续治疗5次痊愈。

3个月后随访，患儿家长称孩子吃饭正常，体重较前增加3千克。

按语：积滞又称"食积""厌食""恶食"，是以小儿不思饮食，食而不化，腹胀呕吐，大便不调为特征的一种消化道疾病。小儿各年龄组皆可发病，表现为长期食欲低下甚至拒食，形体偏瘦，面色少华，但精神尚可。迁延失治，脾胃功能严重受损，导致小儿营养不良和生长发育障碍，形体日渐羸瘦，可转化成疳，故前人有"积为疳之母，无积不成疳"之说。本病由于患儿素体脾胃虚弱，不能化水谷为精微，气血不足，表现瘦弱，面色少华；脾胃虚弱，运化无力，导致食积不化，气机不畅而腹部按之疼痛，纳谷不香，甚则多食欲吐。

小儿积滞可分为以下几种证型进行治疗：

1.乳食内积

证候：不思乳食，嗳腐酸馊或呕吐食物、乳片，脘腹胀满，疼痛拒按，大便酸臭，哭闹不宁，夜眠不安，舌质淡红，苔白垢腻，脉象弦滑，指纹紫滞。

治法：消乳化食，和中导滞。

主方：乳积者，消乳丸（《证治准绳》）加减；食积者，保和丸（《丹溪心法》）加减。

2.食积化热

证候：不思乳食，口干，脘腹胀满，腹部灼热，手足心热，心烦易怒，夜寐不安，小便黄，大便臭秽或秘结，舌质红，苔黄腻，脉滑数，指纹紫。

治法：清热导滞，消积和中。

主方：枳实导滞丸（《内外伤辨惑论》）加减。

3. 脾虚夹积

证候：面色萎黄，形体消瘦，神疲肢倦，不思乳食，食则饱胀，腹满喜按，大便稀溏酸腥，夹有乳片或不消化食物残渣，舌质淡，苔白腻，脉细滑，指纹淡滞。

治法：健脾助运，消食化滞。

主方：健脾丸（《医方集解》）加减。

小儿积滞还可以采用以下中医治疗方案：

（1）穴位敷贴：神曲、麦芽、山楂各30 g，槟榔、大黄各10 g，芒硝20 g。共研细末，以麻油调上药，敷于中脘、神阙穴，先热敷5分钟后继续保留24小时。隔日1次，3次为1个疗程。用于食积化热证。

（2）推拿疗法：可采用清胃经、大肠，揉板门，运内八卦，推四横纹，揉按中脘、足三里，推下七节骨，分腹阴阳，配合捏脊法。

（3）针灸疗法：足三里、中脘、梁门。乳食内积者，加里内庭、天枢；积滞化热者，加曲池、大椎；烦躁加神门；脾虚夹积者，加四缝、脾俞、胃俞、气海。每次取3～5穴，中等刺激，不留针，实证用泻法为主，辅以补法。虚证用补法为主，辅以泻法。

（4）耳穴：取胃、大肠、神门、交感、脾。每次选3～4穴，用王不留行籽贴压，左右交替，每日按压3～4次。上述各型均可应用。

（5）点刺：取穴四缝，常规消毒后，用三棱针或采血针在穴位上快速点刺，挤压出黄白色黏液或血少许，每周2次，1周为1个疗程。用于乳食内积证。

邓老认为，治疗积滞当以消食化积、理气行滞为基本法则。实证以消食导滞为主，积滞化热者，佐以清解积热；偏寒者，佐以温阳助运。积滞较重，或积热结聚者，当通腑导滞，泻热攻下，但应中病即止，不可过用。虚实夹杂者，宜消补兼施，积重而脾虚轻者，宜消中兼补；积轻而脾虚重者，宜补中兼消，以达养正而积自除之目的。本病治疗，除内服药外，推拿及外治等疗法也常运用。案例1中患儿食积化热，治疗以"运"为主，不宜滋补。法以行气消导，兼积热，予保和丸化裁。方中神曲、山楂、炒麦芽、莱菔子消积化食，陈皮、紫苏梗行气宽中，厚朴、槟榔行气导滞，半夏降逆止呕，黄连清热生津止渴。诸药合用，使脾胃运化有常，升降有序，积滞得除，诸症得解。案例3中取合谷乃大肠经原穴，《灵枢·九针十二原》云："五脏六腑之有疾者，皆取其原也"，故取合谷以调大肠经；足三里是胃经之合穴、下合穴，合治内腑，功能健脾和胃，强壮保健，取之以调胃腑；四缝乃治疗食积的经验穴，屡用屡爽。诸穴合用使清升浊降，水谷得消，气血生化之源隆，则自然生机旺盛。同时在治疗过程中应该注意患儿饮食、起居要有规律，不吃零食，纠正偏食，少进肥甘厚腻之品，更勿乱服滋补品。

三、小儿遗尿

案例1

患者蔡某，男，9岁。初诊日期：2023年3月5日。

主诉：睡中尿床7年。

现病史：患儿睡眠时不自主排尿，呼之不醒，夜间遗尿已经7年，平均每晚1～2次，白天小便亦多，精神差。相关检查均无异常。曾就诊于多处，效果欠佳，今求治于邓老处。刻诊：患儿面黄，形体瘦小，纳差，大便调。舌质淡，苔薄白，脉细。

中医诊断：遗尿——脾气虚弱，肾气不固。

治则：健脾益气，温肾固摄。

处方：百会、四神聪、气海、关元、中极、三阴交、肾俞、脾俞穴。

操作：采用轻柔浅刺法，每日治疗1次，留针20分钟。关元、气海加神阙穴，每日艾灸20分钟。

二诊（2023年3月8日）：治疗2次，睡时易叫醒排尿，守前方继续治疗。

三诊（2023年3月15日）：治疗6次，其间遗尿次数明显减少，偶有呼之不及而遗尿。

四诊（2023年4月15日）：未出现遗尿，睡眠安稳，进食增多，面色转润。嘱其合理饮食，适量运动，睡眠规律。随访2年未复发。

案例2

患儿陈某，男，6岁。初诊日期：2024年1月10日。

主诉：尿床1月余。

现病史：患儿睡眠时尿床，睡眠不宁，但不易唤醒。每1~2天尿床1次，尿常规及尿培养未见异常，泌尿系X线造影未见异常，无脊椎裂等器质疾病。平素性情急躁易怒，多汗。

刻诊：患儿面色较红润，形体胖壮，纳食可，尿量少，色黄，大便干。舌质红，苔黄，脉弦数。

中医诊断：遗尿——湿热下注，膀胱失约。

治则：清热利湿，清肝止遗。

处方：百会、四神聪、水分、阴交、关元、水道、行间、太冲。

操作：用泻法，每日1次，留针20分钟。

二诊（2024年1月13日）：治疗2次，夜间未尿床。

三诊（2024年1月19日）：治疗5次，患儿未出现尿床，易唤醒。继续治疗2次巩固疗效。嘱其清淡饮食，少食用油腻煎炸类食物，调畅情志。

随访1年未复发。

案例3

黄某，男，8岁。

初诊日期：1986年6月7日。

由母亲代诉：患儿在3~5岁半期间，无尿床现象，素体强健。于5岁半时患重度消化不良后，除面黄肌瘦、食欲不振、腹胀纳差、神倦肢惫外，日解稀糊或水样大便3~4次，每夜睡中不知不觉尿床1~2次，甚则3~4次，乃至白天睡觉亦尿床。唇舌俱淡，舌边尖嫩红，苔花剥，脉弦略涩，曾相继用固肾摄下、培补中州类中药和针灸治疗，乃至针药合治，临床症状时轻时重，夜间遗尿次数时多时少，始终不愈，停止治疗，遗尿复如前。来邓老处就诊，遂停用中药、针灸，改用指针按"小儿遗尿症"弹拨四缝穴治疗。经治1疗程后，遗尿次数明显减少、治疗半月后，尿床减轻大半；经治3疗程，患儿食欲增强，食量大增，面增红润，大便成形，日解1次，其间偶尔尿床1次；连治4疗程，遗尿终止，身体强健，嬉戏活泼。随访半年未见复发。

案例4

患儿吴某，女，8岁。初诊日期：2023年8月14日。

遗尿5年，医治数年，略无稍减，家长因失治疗信心。见患儿身材矮小，头发稀疏，面色萎黄，精神萎靡。其母告谓："小女夜卧深沉，不易唤醒。除夏日外，夜辄遗尿，甚或一夜两次，白昼小便亦频，色清量多，秋冬畏冷。"舌淡苔白，切脉沉迟。

中医诊断：遗尿——下元虚弱，肾气不足。

治法：温补下焦，固涩小便。

处方：桂枝10 g，白芍10 g，煅龙牡各15 g，附片8 g（先煎），桑螵蛸10 g，金樱子10 g，覆盆子10 g，芡实10 g，怀山药10 g，补骨脂10 g，鸡内金10 g，麻黄3 g，红参10 g（另煎兑服），鸡内金（灸）12 g，甘草3 g，大枣6 g，生姜2片。7剂，水煎服，每日1剂，早晚分服。此方连服7剂，偶有遗尿，然其对服汤药已感厌倦，故改服壮腰健肾丸，以资巩固。

按语：遗尿属于中医"遗溺"证的范畴。早在《灵枢·九针论》就有"膀胱不约为遗溺"的论述。《诸病源候论》曰："遗尿者由膀胱虚冷不能约于水故也。"遗尿其责有二：一者肾与膀胱相表里，肾固摄有度则膀胱气化有度，反之肾气不足，膀胱失约，失却固摄，气化失能而致遗尿。

小儿遗尿可分为以下几种证型进行治疗：

1. 下元虚寒

证候：睡中经常遗尿，醒后方觉，天气寒冷时加重，小便清长，神疲乏力，面色少华，形寒肢冷，腰膝酸软，舌淡苔薄白或白滑，脉沉细或沉弱。

治法：温补肾阳，固摄止遗。

主方：菟丝子散（《太平圣惠方》）合桑螵蛸散（《本草衍义》）加减，或桑螵蛸散合缩泉丸（《魏氏家藏方》）。

2.肺脾气虚

证候：睡中遗尿，日间尿频而量多，面色少华或萎黄，神疲乏力，纳少便溏，自汗，动辄多汗，易感冒，舌淡苔薄白，脉弱无力。

治法：补肺健脾，固摄小便。

主方：补中益气汤（《内外伤辨惑论》）合缩泉丸（《魏氏家藏方》）加减。

3.心肾失交

证候：梦中遗尿，寐不安宁，多梦易惊，烦躁叫扰，多动少静，记忆力差，或五心烦热，形体较瘦，舌红苔少，脉沉细数。

治法：清心滋肾，安神固脬。

主方：交泰丸（《韩氏医通》）合导赤散（《小儿药证直诀》）加减，或交泰丸合肾气丸（《金匮要略》）。

4.肝经湿热

证候：睡中遗尿，小便量少色黄，气味腥臊，性情急躁，夜卧不安或梦语龄齿，甚者目睛红赤，舌红苔黄腻，脉滑数。

治法：清利湿热，泻肝止遗。

主方：龙胆泻肝汤（《太平惠民和剂局方》）加减。

小儿遗尿还可以采用以下中医治疗方案：

（1）穴位敷贴：取五味子、桑螵蛸、补骨脂各40

g，共研细末，姜汁调匀，1次1贴，外敷脐部，晨起取下。每晚1次。

（2）推拿疗法：揉丹田200次，摩腹20分钟，揉龟尾30次，较大儿童可用擦法。摩擦肾俞、八髎，以热为度。1日1次。

（3）针灸疗法：主穴取百会、神门、关元、气海、中极、三阴交、肾俞、膀胱俞。下元虚寒加命门、太溪；肺脾气虚证加肺俞、脾俞；心肾不交加内关、遗尿点；肝经湿热加行间、中极。灸法取穴关元、中极、三阴交，艾条雀啄灸，每穴10分钟。

邓老认为，以温补下元、固摄膀胱为小儿遗尿的基本治则。下元虚寒者治以温肾固涩，肺脾气虚者治以健脾益气，水火失济者治以清心滋肾，肝经湿热者治以清利湿热。除内服药物治疗外，还可配合中药外治、心理疗法、行为教育、针灸、推拿等治疗。案例1患儿素体虚弱，面黄，形体瘦小，纳差，舌质淡，苔薄白，脉细，证属脾气虚，肾气不固，以气海、关元、肾俞、脾俞治之，健脾益气，温肾固摄，配以醒神开窍的百会、四神聪，显效快，疗效巩固。

案例2患儿证属肝经湿热下注，膀胱气化失约，患儿尿量少，色黄，大便干，舌质红，苔黄，脉弦数。因湿热下注膀胱，不能通调水道，膀胱气化功能失调，闭藏失职，不能制约水道而导致遗尿。以行间、太冲泻肝热，以水分、阴交、关元、水道通调水道，百会醒神。热去神清，小便自然通调有序。此证型临床较少。小儿遗尿用针灸治疗取效快，效果好，临床应加以推广。

案例3患儿为邓老20世纪90年代治愈的案例，邓老以指针弹拨四缝穴治疗遗尿，效果甚好。四缝为经外奇穴，系第二、三、四、五指掌面，远端指关节横纹之中点。历代医籍有载"主治小儿疳疾、百日咳"类疾病，未曾述及医治小儿遗尿。邓老据此认为：疳疾之由，乃脾失健运所致；百日咳产生的机理，系肺失清肃造成，可见四缝穴善于培土助运，清肃肺金，补土制水，且肺为水之上源。指针弹拨四缝，能培土生金，通调水道，使水往常道，故遗尿终止。指针弹拨四缝，操作简单，又无损伤和痛苦，患儿乐于接受。每次治疗费时不多，效果良好，不失为医治小儿尿床的一个良法。案例4为肾阳虚弱、膀胱不约之小儿遗尿，用桂枝加附子汤，再加龙骨、牡蛎，合缩泉丸，乃本《黄帝内经》"阴阳之要，阳秘乃固"之旨，选用此方。盖阳虚不固，阴不内守，不但汗漏不止，尿亦频多。若以此类推，如涕、唾、泪、乳、血、带、尿、汗，皆水谷津液所化。阳气虚弱者，固摄无权，亦可出现涕多如泉、泪出如涌、尿多失禁，或溢乳不止，或带下绵绵，或经水淋沥。此与漏汗病机，大同小异。故凡阳虚不固，出现液态物质外溢者，皆可借用本方加减治疗。方中除桂枝加附子汤外，另加桑螵蛸，补肾固精止遗，龙骨、牡蛎收敛固涩。三药相配，固涩止遗之力增强。红参大补元气，可增下焦固涩之力；金樱子、覆盆子，固肾止遗；芡实、怀山药，补脾养肾；补骨脂助附片，温肾壮阳。肾阳恢复，膀胱得温，方有约束小便之力。鸡内金，善止遗溺，古已有之，如《名医别录》称其"主小便利，遗溺"；近代名医程门雪《程门雪医案·五官疾病·耳鸣》亦谓："鸡内金是缩小便专药，《医宗金鉴》有鸡内金丸，又有鸡肶胵散，均治遗尿、尿多症。"麻黄，近代研究显示其能兴奋中枢神经，故小量加入，使患儿睡中易醒。诸药协调，共收温肾助阳、固涩止遗之效。

在治疗过程中应该注意让家长认真记录"排尿日记"，以帮助评估儿童夜间遗尿的个体化病情并指导治疗。同时培养良好的生活习惯，勿使患儿白天玩耍过度，避免过度疲劳及精神紧张。鼓励患儿白天正常饮水，保证每日饮水量。避免食用含茶碱、咖啡因的食物或饮料。晚间入睡前2小时避免饮水和食用含水分较多的食物和利尿食品。坚持排尿训练，临睡前令小孩排空小便，入睡后注意患儿的遗尿时间，夜间定时唤醒孩子排尿，使其习惯醒时主动排尿。

邓世发在医学刊物上
发表的部分论文及科普文章汇总

[1] 针刺合谷、冲阳治疗牙根尖周炎性疼痛702例临床分析—兼论经络感传与针刺镇痛的关系 [J].针刺研究，1982（4）：254-257.

[2] 点刺太阳穴放血治疗高血压头痛疗效观察 [J].中国针灸，1983（3）：9-10.

[3] 指针并导气治疗顽固性呃逆63例疗效观察 [J].中国针灸，1984（4）：47.

[4] 以活血化瘀法为主治疗高血压头痛的经验 [J].中医杂志，1984（11）：42.

[5] 中草药防治钩端螺旋体病试探 [J].辽宁中医杂志，1985（5）：15-17.

[6] 辨证治疗会阴瘙痒证初探 [J].辽宁中医杂志，1985（7）：28-29.

[7] 辨证悬灸治疗84例副睾郁积症 [J].中医杂志，1985（12）：39-40.

[8] 血府逐瘀汤加味治疗瘀血性高血压头痛初探 [J].北京中医，1985（6）：34-35.

［9］艾灸治疗痛性结节146例疗效观察［J］.上海针灸杂志，1986（4）：14-15.

［10］余氏滚针术的临床应用［J］.成都中医学院学报，1988（2）：14-16.

［11］吸气提肛法［J］.气功，1988（8）：2.

［12］指针疏导法治疗腱鞘囊肿53例疗效观察［J］.北京中医，1988（5）：40-41.

［13］指针治疗痛性结节86例疗效观察［J］.按摩与导引，1988（6）：7-8.

［14］指针并导气法治疗妊娠剧吐症62例［J］.中国针灸，1989（1）：42.

［15］吸气提肛法治疗中气下陷性脱肛［J］.中国气功，1989（4）：40.

［16］经络感传现象与针刺镇痛的关系［J］.浙江中医学院学报，1989（1）：51-52.

［17］乾坤功治疗肾下垂初探［J］.气功与科学，1989（7）：24.

［18］指针弹拨四缝穴治疗小儿遗尿初探［J］.按摩与导引，1990（3）：31-32.

［19］痉病［J］.中国针灸治疗，1990：515-522.

［20］运用七鲜饮钩端螺旋体病初步观察［J］.浙江中医杂志，1991（7）：293-294.

　　邓老传略已辑入《中国名医列传当代》《中国寻医问药大全》《中国高级专业技术人才词典》，中国国际名人院编撰的《中国当代医药界名人录》《中华当代名人辞典》《世界优秀医学专家与人才业绩名典中国卷》《中国大陆名医大典》《中国特色名医大辞典》《当代世界传统医学杰出人物》等52部辞典与教科书。

四川省第二中医医院
简 介

四川省第二中医医院（四川省中医药科学院中医研究所）（以下简称"医院"）始建于1966年，所在地为成都市青羊区四道街，这里也是四川省中医药事业的重要发祥地，底蕴丰富，影响深远。

医院为国家三级甲等综合性中医医院，国家中医医师规范化培训基地；编制床位2 300张，设有40余个临床科室，主办有医养中心、备案制中医诊所"福德诊所"；托管成都信息工程大学综合门诊部。医院综合学科门类齐全，中医药优势突出，科研能力雄厚，专科特色明显。医院为全国首家成功创建老年友善医院的中医医院，建有四川省针灸质量控制中心，是四川省首批达标的互联网中医医院。现为华西医院联盟医院、四川省人民医院急救分中心，系中日友好医院、四川大学华西第二医院、四川省肿瘤医院、成都中医药大学附属医院等专科联盟单位，是成都中医药大学、西南医科大学、成都体育学院研究生培训基地。

医院坚持医疗、科研、教学、产业、文化、国际合作"六位一体"发展模式，围绕"一院两区"发展布局，以老年病中医药防治特色及优势为重点发展方向，积极建设四川省老年病中医药防治中心。医院有四川省首届十大名中医之一王成荣，以及陈学忠、吴巍、周建伟等一大批全国名老中医及省内知名专家学者；建有国家级和省级重点学科及专科（专病）15个，省级重大疾病中医药防治中心2个，省级中医经典传承中心1个，省级中医药质量控制中心1个；全国名老中医传承工作室5个，省级川派中医流派工作室2个；四川省中医传统技术骨干人才传承工作室1个；设有药理、药剂2个国家中医药科研二级实验室、骨伤骨病（四川省重点中医药研究室）等研究室。承担国家、省级等科研课题200余项，获科研成果奖40余项。

医院医联体单位覆盖四川省各地市州，其中"松潘模式"影响深远，互联网医院及"5G远程名医馆"服务更广地域和更多群众。自1974年首次派出医疗专家执行援非医疗任务以来，医院派出共5批8人次援非医疗专家完成在莫桑比克、佛得角、几内亚比绍、东帝汶的中医药服务工作；派出2批驻阿曼医疗队在阿曼苏丹皇家医院开展中医药特色服务，服务量占四川省中医药海外服务量的2/3。在抗震救灾和新型冠状疫情防控等任务中，全院医务人员彰显使命担当。2021年，医院荣获全国"三八红旗集体"称号。

由医院牵头筹建的四川省第一中医医院位于成华区二仙桥社区，规划总用地面积约为4.13公顷，总建筑面积约为19.3万平方米，计划2024年底竣工，2025年上半年投入使用。

随着四道街院区国际针灸体验中心的启用和成华院区建设项目的推进，医院"一院两区"格局正在形成，在弘扬四川当代中医药临床、科研、教学发祥地深厚文化底蕴同时，正紧跟新时代步伐，传承创新发展中医药事业。